实用内科诊疗学

张群英　龙　涛　林　盈
姚治平　海　花　郝跃伟　主编

上海科学技术文献出版社
Shanghai Scientific and Technological Literature Press

图书在版编目(CIP)数据

实用内科诊疗学 / 张群英等主编. — 上海：上海
科学技术文献出版社, 2023.1
　　ISBN 978-7-5439-8742-5

　　Ⅰ.①实… Ⅱ.①张… Ⅲ.①内科－疾病－诊疗
Ⅳ.①R5

　　中国国家版本馆 CIP 数据核字(2023)第 021425 号

责任编辑:付婷婷
封面设计:崔爱红

实用内科诊疗学
SHIYONG NEIKE ZHENLIAOXUE
张群英　龙涛　林盈　姚治平　海花　郝跃伟　主编
出版发行：上海科学技术文献出版社
地　　　址：上海市长乐路 746 号
邮政编码：200040
经　　　销：全国新华书店
印　　　刷：河北环京美印刷有限公司
开　　　本：787mm×1092mm　1/16
印　　　张：7.625
字　　　数：185 000
版　　　次：2023 年 1 月第 1 版　2023 年 1 月第 1 次印刷
书　　　号：ISBN 978-7-5439-8742-5
定　　　价：98.00 元
http://www.sstlp.com

《实用内科诊疗学》
编 委 会

主　编　张群英　龙　涛　林　盪　姚治平
　　　　　海　花　郝跃伟

副主编　武　苗　杨　德　黄泽燕　熊　昊
　　　　　吴海华　郑辉才　吴伟平　贾正鸿
　　　　　徐　蕊　张鸣青　程宏申　黄　忠
　　　　　王　珺

编　委　（以姓氏笔画为序）
　　　　　王　珺　山东中医药大学第二附属医院
　　　　　韦海兰　重庆市南川中心血站
　　　　　龙　涛　四川省乐至县人民医院
　　　　　冉小红　重庆市南川中心血站
　　　　　杨　德　重庆大学附属涪陵医院
　　　　　吴伟平　四川省南充市仪陇县人民医院
　　　　　吴海华　广东顺德新容奇医院
　　　　　张鸣青　厦门大学附属东南医院
　　　　　张群英　龙泉驿区中医医院
　　　　　陈小红　重庆市大足区中医院
　　　　　武　苗　中江县人民医院
　　　　　林　盪　南京医科大学附属苏州医院苏州市立医院东区
　　　　　郑辉才　海南三亚中心医院
　　　　　郝跃伟　山东省立医院西院（山东省耳鼻喉医院）
　　　　　姚治平　重庆市梁平区人民医院
　　　　　贾正鸿　会理市人民医院
　　　　　贾红惠　四川省武胜县人民医院老年医学科
　　　　　徐　蕊　中国中医科学院中医临床基础医学研究所
　　　　　海　花　通辽市医院
　　　　　黄　忠　四川省自贡市第一人民医院
　　　　　黄泽燕　成都市新都区第二人民医院
　　　　　程宏申　重庆市垫江县中医院
　　　　　熊　昊　四川省宜宾市第二人民医院
　　　　　熊林竹　德阳市第二人民医院

前　言

内科学是一门利用现代医学的科学方法,研究疾病的病因和发病机制、临床表现、诊断和鉴别诊断、治疗及预防的学科。内科疾病是临床常见病和多发病,严重危害人们的身体健康,影响人们的生活质量,已经成为全球性公共卫生问题。提高内科疾病的诊疗水平,保障人民群众身体健康是内科医护人员的责任和义务。近年来,内科领域各专业不仅在理论上,而且在临床诊断各方面都得到了日新月异的发展,涌现出一些新技术、新方法、新思路。由于医学科学迅速发展,临床研究新成果不断涌现,循证医学证据不断积累,内科疾病诊断、治疗和预防技术水平不断更新,临床内科医师的理论技术水平也在不断提高。为了减少患者痛苦、提高生活质量、延长寿命;满足广大医务工作者和各类医科在校生、实习生,以及社会各界医学爱好者的迫切需要,笔者结合多年丰富的临床经验,并参考国内有关书籍和论文文献,详细总结、深入思索并加以汇总、提炼,特编写了本书。

本书介绍了现代常见内科疾病的常规诊断要点和最新诊断方法,以及常规治疗措施、现代治疗方法和技术等。针对每个疾病,列出简明标准的诊疗流程,阐述了药物和技术的应用机理和每种疾病的概念及鉴别诊断等,使读者对疾病的诊治有一个明确的标准,对内科疾病的发展与认识有一个更深的了解。本书内容丰富,重点突出,新颖实用,适合临床医务工作者及医学院校学生阅读使用。

内科学涉及内容广泛,随着科技的进步,其研究领域的发展日新月异,加之作者水平和经验有限,书中如有疏漏或不足之处,恳请广大读者及医务工作者批评指正,以期再版时予以改进、提高,使之逐步完善。

编　者

2022 年 12 月

目　录

第一章　呼吸内科疾病

第一节　慢性阻塞性肺疾病

慢性阻塞性肺疾病(chronic obstructive pulmonary disease,COPD)简称慢阻肺,是以持续气流受限为特征的可以预防和治疗的疾病,其气流受限多呈进行性发展,与气道和肺组织对香烟烟雾等有害气体或有害颗粒的异常慢性炎症反应有关。肺功能检查对确定气流受限有重要意义。在吸入支气管扩张剂后,第 1 秒用力呼气容积(FEV$_1$)/用力肺活量(FVC)(FEV$_1$/FVC)$<$0.7 表明存在持续气流受限。

慢阻肺与慢性支气管炎和肺气肿有密切关系。慢性支气管炎是指在排除慢性咳嗽的其他已知原因后,患者每年咳嗽、咳痰 3 个月以上并连续 2 年者。肺气肿则指肺部终末细支气管远端气腔出现异常持久的扩张,并伴有肺泡壁和细支气管的破坏,而无明显的肺纤维化。当慢性支气管炎、肺气肿患者肺功能检查出现持续气流受限时,则能诊断为慢阻肺;如患者只有慢性支气管炎和(或)肺气肿,而无持续气流受限,则不能诊断为慢阻肺。

一些已知病因或具有特征病理表现的疾病也可导致持续气流受限,如支气管扩张症、肺结核纤维化病变、严重的间质性肺疾病、弥散性泛细支气管炎以及闭塞性细支气管炎等,但均不属于慢阻肺。

慢阻肺是呼吸系统疾病中的常见病和多发病,患病率和病死率均居高不下。因肺功能进行性减退,严重影响患者的劳动力和生活质量。

一、病因

COPD 的病因至今仍不十分清楚,但已知与某些危险因素有关,吸烟是最主要的危险因素,但吸烟者中也只有 15%～20% 发生 COPD,因此个体的易感性也是重要原因,环境因素与个体的易感因素相结合导致发病。

(一)环境因素

1.吸烟

已知吸烟为 COPD 最主要的危险因素,大多数患者均有吸烟史,吸烟数量越大,年限越长,则发病率越高。被动吸烟能够增加吸入有害气体和颗粒的总量,也可以导致 COPD 的发生。

2.职业性粉尘和化学物质

主要包括有机或无机粉尘,化学物质和烟雾,如二氧化硅、煤尘、棉尘、盐酸、硫酸、氯气。

3.室内空气污染

用生物燃料如木材、畜粪等或煤炭做饭或取暖,通风不良,是不吸烟而发生 COPD 的重要原因。

4.室外空气污染

汽车、工厂排放的废气,如一氧化氮、二氧化氮、二氧化硫、二氧化碳,其他如臭氧等,在 COPD 的发生上,作为独立的因素,可能起的作用较小,但可以引起 COPD 的急性加重。

(二)易感性

包括易感基因和后天获得的易感性。

1.易感基因

比较明确的是表达先天性 α_1-抗胰蛋白酶缺乏的基因,是 COPD 的一个致病原因,有报道 COPD 在一个家庭中多发,但迄今尚未发现明确的相关基因,COPD 的表型较多,很可能是一种多基因疾病,流行病学调查发现吸烟者与早期慢支患者,其 FEV_1 逐年下降率与气道反应性有关,气道反应性高者,其 FEV_1 下降率加速,因此认为气道高反应性也是 COPD 发病的危险因素。某些研究资料表明气道高反应性与基因有关,总之基因与 COPD 的关系,尚待深入研究。

2.低出生体重

学龄儿童调查发现低出生体重者肺功能较差,这些儿童以后若吸烟,可能是 COPD 的一个易感因素。

3.儿童时期下呼吸道感染

许多调查报告表明儿童时期下呼吸道感染与成年后 COPD 的发病有关,如果这些患病的儿童以后吸烟,则 COPD 的发病率显著增加,如果不吸烟,则对 COPD 的发生无明显影响,上述结果显示儿童时期下呼吸道感染可能是吸烟者发生 COPD 的易感因素,因儿童时期肺组织尚在发育,下呼吸道感染对肺组织的结构与功能均会产生不利影响,如果再吸烟,气道就更容易受到损害而发生 COPD,这种因果关系尚有待今后更多的研究资料证实。

4.气道高反应性

气道高反应性是 COPD 的一个危险因素。气道高反应性除与基因有关外也可以是后天获得,继发于环境因素,如氧化应激反应,可使气道反应性增高。

二、发病机制

近年来对 COPD 的研究已有了很大进展,但对其发病机制至今尚不完全明了。

(一)气道炎症

香烟的烟雾与大气中的有害物质能激活气道内的肺泡巨噬细胞,巨噬细胞处在 COPD 慢性炎症的关键位置,它被激活后释放各种细胞因子,包括白细胞介素 8(IL-8)、肿瘤坏死因子 α(TNF-α)、干扰素诱导性蛋白 10(IP-10)、单核细胞趋化肽 1(MCP-1)与白三烯 B4(LTB4)。IL-8 与 LTB4 是中性粒细胞的趋化因子,MCP-1 是巨噬细胞的趋化因子,IP-10 是 CD8$^+$ T 细胞的趋化因子,这些炎症细胞被募集至气道后,在其与组织细胞相互作用下,发生了慢性炎症。

TNF-α 能上调血管内皮细胞间黏附分子 1(ICAM-1)的表达,使中性粒细胞黏附于血管壁并移行至血管外并向气道内聚集,巨噬细胞与中性粒细胞释放的弹性蛋白酶与 TNF-α 均能损伤气道上皮细胞,使其释放更多的 IL-8,进一步加剧了气道炎症,蛋白酶还可刺激黏液腺增生肥大,使黏液分泌增多,上皮细胞损伤后脱纤毛,以及免疫球蛋白受到蛋白酶的破坏,都能削弱气道的防御功能,容易继发感染,气道潜在的腺病毒感染,可以激活上皮细胞内的核因子 NF-κB 的转录,产生 IL-8 与 ICAM-1,吸引更多的中性粒细胞,使炎症持久不愈,这也可以解释为何 COPD 患者在戒烟以后,病情仍持续进展。CD8$^+$ T 细胞也是重要的炎症细胞,其释放的 TNF-α、穿孔素等能使肺泡细胞溶解和凋亡,导致肺气肿。

气道炎症引起的分泌物增多,使气道狭窄,炎症细胞释放的递质可引起气道平滑肌的收缩,使其增生肥厚,上皮细胞与黏膜下组织损伤后的修复过程可导致气道壁的纤维化与气道重塑,以上的病理改变共同导致阻塞性通气障碍。

(二)蛋白酶与抗蛋白酶的失平衡

香烟等有害气体与颗粒除了引起支气管、细支气管的炎症以外,还可引起肺泡的慢性炎症,肺泡腔内有多量的巨噬细胞与中性粒细胞聚集,前者可产生半胱氨酸蛋白酶与基质金属蛋白酶(MMP),后者可产生丝氨酸蛋白酶与基质金属蛋白酶,它们可水解肺泡壁中的弹性蛋白与胶原蛋白,使肺泡壁溶解破裂,许多小的肺泡腔融合成大的肺泡腔,产生肺气肿,在呼吸性细支气管,则可引起呼吸性细支气管的破坏、融合,产生小叶中心型肺气肿。

在正常情况下,由于抗蛋白酶的存在,可与蛋白酶保持平衡,使其不致对组织产生过度的破坏,血浆中的 α$_2$-巨球蛋白、α$_1$-抗胰蛋白酶能与中性粒细胞释放的丝氨酸蛋白酶结合而使其失去活性。此外,气道的黏液细胞、上皮细胞尚可分泌低分子的分泌型白细胞蛋白酶抑制剂(SLPI),能够抑制中性粒细胞释放的弹性蛋白酶的活性。许多组织能产生半胱氨酸蛋白酶抑制剂与组织基质金属 COPD 患者,可能是由于基因的多态性,影响了某些蛋白酶抑制剂(TIMPs),使这两种蛋白酶失活,但在 COPD 患者,可能由于基因的多态性,影响了某些抗蛋白酶的产量或功能,使其不足以对抗蛋白酶的破坏作用而发生肺气肿。

(三)氧化与抗氧化的不平衡

香烟的烟雾中含有许多活泼的氧化物,包括氮氧化物、氧自由基等,此外炎症细胞如巨噬细胞与中性粒细胞均可产生氧自由基,它们可氧化抗蛋白酶,使其失去活性,氧化物还可激活上皮细胞中的 NF-KB,促使其进入细胞核,加强了某些炎前因子的转录,如 IL-8 与 TNF-α 等,加重了气道的炎症。中性粒细胞释放的活性氧还可以上调黏附分子的表达和增加气道的反应性,放大慢性炎症。

三、病理

可包括 3 种重叠症状,即慢性支气管炎(气道黏液高分泌)、慢性细支气管炎(小气道疾病)和肺气肿(由于肺泡毁损导致气腔扩大)。

(一)大气道

常见病理改变有黏液腺增生、浆液腺管的黏液腺化生、腺管扩大、杯状细胞增生、灶状鳞状细胞化生和气道平滑肌肥大,支气管黏膜上皮细胞的纤毛发生粘连、倒伏、脱失,纤毛细胞数减少,异常纤毛的百分比明显增加,纤毛结构异常多发生在顶部,包括纤毛细胞空泡变性、细胞膜凸出、形状改变等。

(二)小气道

呼气相内径小于 2 mm 的细支气管主要表现为管壁单核巨噬细胞和 $CD8^+$ T 细胞浸润,杯状细胞化生,平滑肌增生及纤维化,官腔扭曲狭窄,腔内不同程度黏液栓形成,管壁因肺气肿引起气道外部附着力降低。

(三)肺气肿形成

肺气肿是指终末支气管远端部分(包括呼吸性细支气管、肺泡管、肺泡囊和肺泡)膨胀,并伴有气道壁破坏,可为小叶中央型和全小叶型肺气肿。前者主要发生在吸烟患者,后者在 α_1-AT 缺乏患者更明显。

四、病理生理

(一)黏液分泌亢进和黏液纤毛功能障碍

平衡的黏液分泌和清除有助于物理防御功能,持续过多的黏液分泌会阻塞呼吸道,导致气流受限。慢阻肺患者往往合并纤毛结构、功能和黏液流变学特征改变,引起气道黏液纤毛清除功能障碍,从而加重慢性炎症。慢性黏液腺增生对预后的影响虽不如 FEV_1,但可使患者死亡的危险性增加 3～4 倍。

(二)呼吸生理异常和肺功能改变

1.肺容量

肺容量增加,又称肺过度充气(气体陷闭),是慢阻肺的特征,表现为肺总量(TLC)、功能残气量(FRC)和残气量(RV)增高。依据其发生机制,可将其分成静态过度充气(SPH)和动态过度充气(DH)。

静态肺过度充气主要与肺弹性回缩力降低有关。由于肺弹性纤维组织破坏,使其弹性回缩力减小,结果 FRC 增加。静态肺过度充气主要见于慢阻肺后期及抗胰蛋白酶缺乏者。与静态肺过度充气相比,动态过度充气可发生在所有慢阻肺患者,是引起肺容量增加的最常见原因。其形成机制主要与呼气受限和呼吸频率增加有关。在运动时需要增加通气量时,随着呼吸频率增加和呼气时间缩短,慢阻肺可发生 DH。值得注意的是当 FRC 接近 TLC 且需要增加通气量时,增加潮气量(VT)和动员补呼气量(ERV)的潜力已显著减小,患者只有通过增加呼吸频率来增加分钟通气量。结果缩短呼气时间,加剧肺内气体潴留和 DH。DH 具有可逆性,已成为许多药物治疗的靶点。

肺过度充气还会对患者呼吸力学产生不利影响。正常人吸气时,由于肺容量远远低于胸廓自然位置(相当于 TLC 的 67%),主要克服肺弹性回缩力和表面液体张力即可扩张胸廓。慢阻肺时由于 FRC 超过胸廓自然位置,吸气时还需克服胸廓弹性回缩力,明显增加呼吸功。DH 和肺容积增加还使膈肌低平及曲率半径变大、吸气肌纤维初长度缩短,导致患者吸气肌力量和耐力均降低,进一步诱发呼吸肌疲劳甚至呼吸衰竭。这在患者运动时或急性加重期尤为明显,与呼吸困难加重密切相关。

2.肺通气功能

不完全可逆性进行性气流受限、小气道纤维化和狭窄、肺泡弹性回缩力降低,以及维持小气道开放的支撑结构破坏和不同程度的可逆阻塞,均会降低慢阻肺患者用力肺活量(FVC)、第1秒用力肺活量(FEV_1)、FEV_1/FVC 和最大通气量(MVV),而最大呼气流速的降低往往不明显。

3.气体分布和换气功能

肺泡壁膨胀破裂,肺泡面积减少及肺泡周围毛细血管广泛损害,可使弥散功能减退。COPD肺部病变程度不一,同一部位支气管和血管受累程度也不一致。患者某些肺区支气管病变严重,而肺泡毛细血管血流量减少不显著,致通气/血流比例降低,或称静-动脉分流样效应。另一些肺区的通气变化不大,但肺泡周围毛细血管受损(如毛细血管网破坏、血管重建、血管收缩及肺泡内压增高等)使血流灌注减少,致通气/血流比例增高,或称无效腔样效应。弥散功能减退和通气/血流比例失调是除通气功能障碍外导致慢阻肺低氧血症的重要原因,在COPD急性加重期更为明显。肺通气和换气功能障碍发展到一定程度(一般 $FEV_1 < 40\%$ 预计值)便会发生低氧血症和(或)二氧化碳潴留。慢阻肺早期机体可通过代偿、保持 $PaCO_2$ 正常,主要为低氧血症。随着病情进展,患者不能对抗增加的通气负荷时,即出现 CO_2 潴留,低氧血症也将更为严重。部分患者在运动和睡眠时 PaO_2 可明显下降,出现低氧血症或使既存的低氧血症加重,有时睡眠较运动时更为明显。

(三)心血管等系统性影响

尽管慢阻肺患者肺毛细血管稀疏、狭窄和破坏,但这不是引起肺动脉高压的主要原因,低氧性肺血管收缩是肺动脉高压最主要的病因。缺氧解除后,肺动脉压可恢复正常。长期慢性缺氧可引起肺小动脉平滑肌肥厚、内膜灶性坏死、纤维组织增生、血管狭窄和肺血管重构。慢性缺氧还可导致红细胞增多,血容量和黏度增高,形成多发性肺微小动脉原位血栓,增加肺循环阻力,加重肺动脉高压,最终发展成肺心病和右心衰。慢阻肺系统性炎症反应和全身氧化应激增强可产生全身影响,引起一系列合并症。

五、临床表现

(一)病史

COPD患病过程有以下特征:①患者多有长期较大量吸烟史,或生物燃料暴露史。②职业性或环境有害物质接触史,如较长期粉尘、烟雾、有害颗粒或有害气体接触史。③COPD有家族聚集倾向。④发病年龄多于中年后发病,症状好发于秋冬寒冷季节,常有反复呼吸道感染及急性加重史。⑤COPD后期可出现低氧血症和(或)高碳酸血症,并发慢性肺源性心脏病(肺心病)和右心衰。

(二)症状

每个COPD患者的临床病情取决于症状严重程度(特别是呼吸困难和运动能力的降低)、全身效应和患者患有的各种合并症,而并不是仅仅与气流受限程度相关。COPD特征性的症状是慢性和持续性的呼吸困难、咳嗽和咳痰。慢性咳嗽和咳痰常早于气流受限发生前多年,然而,需注意有些患有严重气流受限的患者,临床上并无慢性咳嗽和咳痰的症状。①呼吸困难:这是

COPD 最重要的症状,为患者体能丧失和焦虑不安的主要原因,早期仅于劳力时出现,以后逐渐加重,以致日常活动甚至休息时也感觉气短。②慢性咳嗽:通常为首发症状。初起咳嗽呈间歇性,早晨较重,以后早晚或整日均有咳嗽,但夜间咳嗽并不显著,少数病例咳嗽不伴咳痰,也有少数病例虽有明显气流受阻但无咳嗽症状。③咳痰:咳嗽后通常咳少量黏液性痰,部分患者在清晨较多;合并感染时痰量增多,常有脓性痰。④喘息和胸闷:不是 COPD 的特异性症状。部分患者特别是重症患者有明显的喘息,听诊有广泛的吸气或呼气相的哮鸣音;胸部紧闷感通常于劳力后发生,与呼吸费力和肋间肌收缩有关。临床上如果听诊没有发现哮鸣音,并不能排除COPD 的诊断,也不能由于存在这些症状而确定支气管哮喘的诊断。⑤全身性症状:在疾病的临床过程中,特别是在较重患者,可能会发生全身性症状,如体重下降、食欲缺乏、外周肌肉萎缩和功能障碍、精神抑郁和(或)焦虑等。COPD 的合并症很常见,合并存在的疾病常使 COPD 的治疗变得复杂。COPD 患者发生心肌梗死、心绞痛、骨质疏松、呼吸道感染、骨折、抑郁、糖尿病、睡眠障碍、贫血、青光眼和肺癌的危险性增加,合并肺癌时可咯血痰或咯血。

(三)体征

COPD 早期体征不明显,随疾病进展,常有以下体征:①胸部过度膨胀、前后径增大、剑突下胸骨下角(腹上角)增宽及腹部膨凸等;常见呼吸变浅,频率增快,辅助呼吸肌如斜角肌及胸锁乳突肌参加呼吸运动,重症可见胸腹矛盾运动;患者不时采用缩唇呼吸以增加呼出气量;呼吸困难加重时常采取前倾坐位;低氧血症者可出现黏膜及皮肤发绀,伴右心衰者可见下肢水肿、肝脏增大。②由于肺过度充气使心浊音界缩小,肺肝界降低,肺叩诊可呈过度清音。③两肺呼吸音可减低,呼气延长,平静呼吸时可闻干啰音,两肺底或其他肺野可闻湿啰音;心音遥远,剑突部心音较清晰响亮。

(四)COPD 急性发作(AECOPD)的临床表现

AECOPD 是指 COPD 患者急性起病的过程,其特征是患者呼吸系统症状恶化,超出日常的变异,并且导致需要改变药物治疗。AECOPD 最常见原因是气管-支气管感染,主要是病毒、细菌感染所致。

AECOPD 的主要症状是气促加重,伴有喘息、胸闷、咳嗽加剧、痰量增加、痰液颜色和(或)黏度的改变及发热等,还可出现全身不适、失眠、嗜睡、疲乏、抑郁和精神紊乱等症状,与急性加重期前的病史、症状、体格检查、肺功能测定、血气等实验指标比较,对判断 COPD 严重程度甚为重要。对 AECOPD 患者,神志变化是病情恶化的最重要指标,AECOPD 的实验室检查如下。①肺功能测定:对于加重期患者,难以满意地进行肺功能检查。通常 $FEV_1 < 1$ L 提示严重发作。②动脉血气分析:呼吸室内空气下,$PaO_2 < 60$ mmHg 和(或)$SaO_2 < 90\%$,提示呼吸衰竭。如 $PaO_2 < 50$ mmHg,$PaCO_2 > 70$ mmHg,pH < 7.30,提示病情危重,需加严密监护或住 ICU 治疗。③胸片和心电图(ECG):胸片有助于 COPD 加重与其他具有类似症状疾病的鉴别。ECG对右心室肥厚、心律失常及心肌缺血诊断有帮助。螺旋 CT 扫描和血管造影,或辅以血浆 D-二聚体检测是诊断 COPD 合并肺栓塞的主要手段。低血压和(或)高流量吸氧后 PaO_2 不能升至60 mmHg 以上也提示肺栓塞。如果高度怀疑合并肺栓塞,临床上需同时处理 COPD 急性加重和肺栓塞。

六、辅助检查

（一）肺功能检查

肺功能检查是判断有无气流受限、诊断慢阻肺的金标准，对其严重度评价、监测治疗反应和疾病进展、评估预后也有重要意义。应对所有慢性咳嗽、咳痰和危险因素接触史（即使没有出现呼吸困难）者进行肺功能检查，确诊最好在缓解期、吸入支气管舒张剂 20 分钟后进行。吸入支气管舒张剂后 $FEV_1/FVC<70\%$ 并排除其他疾病引起的气流受限即可确诊。其后每年至少随访 1 次肺功能。FEV_1 占预计值百分比是判断气流受限程度的良好指标。深吸气量（IC）＝潮气量（VT）＋补吸气量（IRV），与呼吸困难及运动能力的关系较 FEV_1 更密切，评价支气管舒张剂疗效也较 FEV_1 好。肺过度充气指标 TLC、FRC 和 RV 增高，RVTLC 增高，而 VC 降低。一氧化碳弥散量（dlco）降低，dlco 与肺泡通气量（V_A）之比（dlco/V_A）较单纯 dlco 更敏感。慢阻肺支气管舒张试验可以阳性，特别是急性加重时，支气管舒张试验阴性的患者接受支气管舒张剂治疗也有益。

（二）胸部 X 线检查

早期 X 线胸片可无明显变化。有肺过度充气后可发现胸廓前后径增长，肋间隙增宽，肺野透亮度增高，膈肌低平，心影狭长。肺血管纹理残根状，肺外周血管纹理稀疏等，有时见肺大疱形成。并发肺动脉高压和肺心病时，除右心增大的 X 线征外，还可有肺动脉圆锥膨隆、肺门血管影扩大及右下肺动脉增宽等。

（三）胸部 CT 检查

高分辨率 CT（HRCT）有助于本病鉴别诊断，且对辨别小叶中央型或全小叶型肺气肿及确定肺大疱的大小和数量有很高敏感性和特异性，对预计肺大疱切除或外科减容术的效果也有一定价值。研究还表明低剂量 CT 对早期诊断也有重要参考价值。

（四）动脉血气分析

$FEV_1<40\%$ 预计值及具有呼吸衰竭或右心衰临床征象者，均应行动脉血气分析。血气异常首先表现为轻中度低氧血症。随疾病进展，低氧血症逐渐加重，并出现高碳酸血症。

（五）睡眠呼吸监测

睡眠呼吸监测适用于怀疑睡眠呼吸暂停或者睡眠时低氧血症者。慢阻肺患者睡眠呼吸暂停发生率与相同年龄的普通人群大致相同，但是两种情况并存时睡眠中血氧饱和度下降更显著。

（六）其他检查

COPD 并发感染时，痰涂片可见大量中性粒细胞，痰培养可检出各种病原菌，常见肺炎链球菌、流感嗜血杆菌、卡他莫拉菌、肺炎克雷白杆菌等，革兰阴性杆菌的比例高于社区获得性肺炎。部分急性发作者血白细胞计数增多。慢性缺氧者血红蛋白升高，并发肺心病者血黏度增高。早年出现严重肺气肿者 α-抗胰蛋白酶量或活性可能降低。

七、诊断

根据吸烟等高危因素接触史，呼吸困难、慢性咳嗽或多痰等症状可考虑 COPD 的临床诊断,确诊需行肺功能检查。吸入支气管舒张剂后 $FEV_1/FVC<70\%$ 是 COPD 诊断的必备条件。但也有少数患者并无咳嗽、咳痰,仅在肺功能检查时发现 $FEV_1/FVC<70\%$,在排除其他疾病后,也可诊断为 COPD。

八、鉴别诊断

COPD 应与支气管哮喘、支气管扩张症、充血性心力衰竭、肺结核等鉴别。

(一)支气管哮喘

COPD 主要与支气管哮喘进行鉴别诊断。一般认为 COPD 患者有重度的吸烟史、影像学上有肺气肿的证据、弥散功能降低、慢性低氧血症等支持 COPD 的诊断。而支气管哮喘则与上述 4 项特征相反,且应用支气管扩张剂或皮质激素后肺功能显著改善则支持哮喘的诊断。

发病机制的差异:COPD 与哮喘的病因、病程中所涉及的炎症细胞、所产生的炎症递质均不同,COPD 炎症过程与支气管哮喘有着本质上的差别。且对皮质激素治疗的效果也不一样。但少数患者可同时患有这两种疾病,具有这两种疾病的临床和病理生理特征,此时鉴别 COPD 和哮喘就相当困难。典型的支气管哮喘容易诊断,典型的 COPD 也容易诊断,但两者之间,常有一些患者出现临床表现的重叠,即 COPD 合并支气管哮喘,或者支气管哮喘合并 COPD,其气道受限最终发展为持续性气流受限。

(二)充血性心力衰竭

COPD 的重要临床表现是呼吸困难,而呼吸困难是心功能不全(充血性心力衰竭)的重要症状之一,有时临床上 COPD 需要与充血性心力衰竭相鉴别。充血性心力衰竭的主要症状为呼吸困难、端坐呼吸、发绀、咳嗽、咯血痰、衰弱、乏力等。痰中有大量的心力衰竭细胞。体格检查发现左心增大、心前区器质性杂音、肺动脉瓣第二音亢进、奔马律、双肺底湿啰音等。

充血性心力衰竭所致呼吸困难的临床特点可概括如下:①患者有重症心脏病存在,如高血压心脏病、二尖瓣膜病、主动脉瓣膜病、冠状动脉粥样硬化性心脏病等。②呼吸困难在坐位或立位减轻,卧位时加重。③肺底部出现中、小湿啰音。④X 线检查心影有异常改变,肺门及其附近充血,或兼有肺水肿征。⑤静脉压正常或升高,臂-舌循环时间延长。

急性右心衰见于肺栓塞所致的急性肺源性心脏病,主要表现为突然出现的呼吸困难、发绀、心动过速、静脉压升高、肝大与压痛、肝颈回流征等。严重病例(如巨大肺栓塞)迅速出现休克。

COPD 合并肺心病时,临床上需与反复发生肺血栓栓塞所致的慢性肺源性心脏病相鉴别。但两者一般较容易区别,COPD 患者往往有长期咳喘病史,而肺血栓栓塞所致的肺心病则有深静脉血栓病史;COPD 患者有肺气肿体征,听诊可闻哮鸣音或干啰音,胸部 X 线检查显示肺部过度充气等,肺功能检查可发现气流受限。而肺血栓栓塞所致肺心病则缺乏这些特点。

(三)支气管扩张

支气管扩张患者有时可合并气流受限,支气管扩张多数有肺炎病史,特别是麻疹、百日咳、流感等所继发的支气管性肺炎。咯血是支气管扩张的常见症状,90% 患者有不同程度的咯血,并可作为诊断的线索。

支气管扩张的好发部位是下肺,以左下叶较右下叶为多见,最多累及下叶基底支。病变部位出现呼吸音减弱和湿啰音,位置相当固定,体征所在的范围常能提示病变范围的大小,常有杵状指(趾)。

胸部 HRCT 扫描可用于支气管扩张的诊断,HRCT 扫描诊断支气管扩张的敏感性为 63.9%~97%,特异性为 93%~100%。HRCT 扫描可显示 2 mm 支气管,增强影像清晰度。支气管扩张的 CT 表现如下:①柱状支气管扩张:如伴发黏液栓时,呈柱状或结节状高密度阴影。当支气管管腔内无内容物时,表现为支气管管腔较伴随的肺动脉内径明显增大,管壁增厚,呈现环状或管状阴影,肺野外带见到较多的支气管影像。②囊状支气管扩张:常表现为分布集中,壁内、外面光滑的空腔,有时可见液平。③支气管扭曲及并拢:因肺部病变牵拉导致支气管扩张时,常合并支气管扭曲及并拢。

(四)肺结核

肺结核与 COPD 不同,肺结核患者以青壮年占大多数,常以咯血为初发症状就诊。咯血后常有发热,是由于病灶弥散及病情发展所致。患者常同时出现疲乏、食欲缺乏、体重减轻、午后潮热、盗汗、脉快、心悸等全身中毒症状。

临床上细菌学检查是肺结核诊断的确切依据,但并非所有的肺结核都可得到细菌学证实。痰结核菌检查阳性可确诊为肺结核,且可肯定病灶为活动性。但痰菌阴性并不能否定肺结核的存在,对可疑病例须反复多次痰液涂片检查,如有需要,可采取浓集法、培养法、PCR 法、BACTEC 法。在咯血前后,因常有干酪性坏死物脱落,其中痰菌阳性率较高。

(五)闭塞性细支气管炎

闭塞性细支气管炎是一种小气道疾病,患者可能有类风湿关节炎病史或烟雾接触史,发病年龄通常较轻且不吸烟。临床表现为快速进行性呼吸困难,肺部可闻及高调的吸气中期干鸣音;胸部 X 线检查提示肺过度充气,但无浸润阴影,CT 扫描在呼气相显示低密度影。肺功能显示阻塞性通气功能障碍,而一氧化碳弥散功能正常。肺活检显示直径为 1~6 mm 的小支气管和细支气管的瘢痕狭窄和闭塞,管腔内无肉芽组织息肉,而且肺泡管和肺泡正常。闭塞性细支气管炎对皮质激素治疗反应差,患者常常预后不良。

(六)弥散性泛细支气管炎(DPB)

弥散性泛细支气管炎是一种鼻旁窦-支气管综合征,其特征为慢性鼻旁窦炎和支气管炎症。主要表现为慢性咳嗽、咳痰,伴有气流受限和活动后呼吸困难,并可导致呼吸功能障碍。常有反复发作的肺部感染,并可诱发呼吸衰竭。DPB 与 COPD 在临床症状有相似之处,DPB 可被误诊为 COPD、支气管扩张和肺间质纤维化等。DPB 和 COPD 虽均表现为阻塞性通气功能障碍,但 COPD 患者的胸片缺乏结节状阴影。病理学检查有助于对本病的确诊。

九、慢性阻塞性肺疾病急性加重期的治疗

(一)药物治疗

慢阻肺急性加重的药物治疗最常用的三大类药物是支气管扩张剂、糖皮质激素和抗菌药物。

1.支气管扩张剂

单一吸入短效 β₂ 受体激动剂,或短效 β₂ 受体激动剂和短效抗胆碱能药物联合吸入,通常在急性加重时为优先选择的支气管扩张剂。研究显示单一吸入短效 β₂ 受体激动剂或短效抗胆碱能药物或两者联合吸入在短期(90分钟)和长期(24小时)FEV_1改善上未呈现显著差异使用定量吸入器和雾化吸入没有区别,后者可能更适合于较重的患者或者吸入器使用困难者,但雾化吸入导致空气中病原体传播的潜在风险可能限制其使用。研究表明92%的患者可以正确有效地使用定量吸入器,58%的患者认为定量吸入器比雾化吸入使用更简单。

急性加重时长效支气管扩张剂合并吸入糖皮质激素是否效果更好尚不确定。对14项研究进行系统评价的结果显示,慢阻肺急性加重患者合用ICS/LABA和单独使用LABA的住院率和病死率没有明显差异,合用ICS/LABA比单独使用LABA的患者在生活质量、症状评分、急救药物的使用和FEV_1等方面有一定的改善,而合用ICS/LABA发生肺炎的风险更高。

茶碱是一种非选择性的磷酸二酯酶抑制剂,具有舒张支气管的作用。茶碱适用于短效支气管扩张剂效果不好的患者,其常见的不良反应要求临床医师在选择时更加慎重。使用磷酸二酯酶PDE4抑制剂可以显著降低急性加重发生的风险,但胃肠道不良反应显著增加。

2.糖皮质激素的使用

使用糖皮质激素能够缩短康复时间,改善肺功能(FEV_1)和动脉血氧分压(PaO_2),并降低早期复发的危险性,减少治疗失败率和缩短住院时间,同时伴随血糖升高等不良反应的风险。研究显示吸入布地奈德和口服泼尼松在改善FEV_1、症状、生活质量及治疗失败率、缓解药物使用和再发加重方面没有显著差异,而后者血糖升高的发生率更高。在慢阻肺急性加重住院患者中进行的研究提示,口服低剂量激素和静脉注射高剂量激素的治疗失败率无差异,而经倾向性配对分析发现口服激素的治疗失败率更低、住院时间更短、使用激素更少。雾化吸入激素(布地奈德)与口服激素(泼尼松)相比,FEV_1的改善、$PaCO_2$的降低和不良反应的发生率均相同,只是PaO_2改善没有口服激素明显,但发生高血糖的比例比口服激素低。因此,雾化吸入布地奈德有可能是替代口服或静脉应用激素治疗慢阻肺急性加重的较好方法。

3.抗菌药物

研究报道50%~80%的慢阻肺急性加重由呼吸系统感染引起,其中细菌感染占40%~60%,病毒感染约占30%,细菌/病毒混合感染20%~30%。感染引起急性加重的患者较未感染者的肺功能损伤更重,住院时间更长,尤其是合并混合感染的患者。使用抗生素可以显著降低慢阻肺急性加重住院患者的治疗失败率,缩短ICU患者的住院时间和降低病死率。长期或间断使用抗生素可以减少气道细菌定植和抑制支气管炎症,从而预防慢阻肺急性加重和改善患者的生活质量。

慢阻肺急性加重患者呼吸系统感染常见的病原体包括肺炎链球菌、流感嗜血杆菌、卡他莫拉菌、副流感嗜血杆菌、铜绿假单胞菌等。其中,肺炎链球菌是主要致病菌,常见于肺功能差、急性加重频发、有合并症的患者。抗菌药物类型应根据当地细菌耐药情况选择。我国大部分地区肺炎链球菌对大环内酯类药物高度耐药,因此因地制宜、因人而异地选择抗生素至关重要。抗生素滥用是病原菌耐药的主要原因,安全有效地选择抗生素的种类和使用人群可以缓解病原菌耐药的严峻形势。

研究发现CRP的水平与细菌的存在相关,随着CRP水平的升高,抗生素的疗效逐渐增强,而PCT水平较低($<1\mu/L$)的患者在抗生素治疗中更受益。这些生物标志物将有助于临床医师选择抗生素,并为其未来是否能用于慢阻肺急性加重的治疗提供思路。

（二）呼吸支持

慢阻肺急性加重患者合并呼吸衰竭的病死率显著增高。控制性氧疗和机械通气可以通过改善酸中毒和高碳酸血症防治急性呼吸衰竭。

1.控制性氧疗

氧疗的目标是维持患者的血氧饱和度在$88\%\sim92\%$。氧疗应采用个体化治疗,时间和流量应根据患者的急性加重程度和血氧情况进行调整,氧疗开始$30\sim60$分钟后应进行动脉血气分析检查。

研究显示在慢阻肺急性加重患者的入院前处理中,滴定氧疗患者比高流量氧疗患者的病死率下降78%,呼吸性酸中毒和高碳酸血症的发生明显减少。慢阻肺急性加重患者高流量吸氧可以加剧通气血流比值失调,降低肺泡通气量,导致二氧化碳潴留,加重高碳酸血症,甚至引起患者意识障碍。然而,此时如果突然停止氧疗,可能导致致命的反弹性低氧,血氧分压甚至低于吸氧前。正确的处理方法是尽快给予机械通气支持,在其就绪前可以给予28%或35%的面罩给氧,根据患者当时的二氧化碳分压而定。调查显示高流量氧疗或者雾化吸入高流量氧气在慢阻肺急性加重患者的入院前处理中所占的比率较以前有所下降,但仍占大部分(77.5%),使用气动雾化器或者定量吸入器可能减少高流量氧疗的应用。

2.机械通气

（1）无创正压通气（NPPV）:可以显著降低慢阻肺急性加重的病死率、气管插管率和治疗失败率,迅速改善1小时pH、$PaCO_2$和呼吸速率,并减少并发症和住院时间。

《慢阻肺全球策略修订版》推荐无创通气（NIV）的使用至少符合以下一个条件:①呼吸性酸中毒[动脉血 pH≤7.35 和（或）$PaCO_2>45$ mmHg]。②严重呼吸困难合并临床症状,提示呼吸肌疲劳、呼吸功增加,如应用辅助呼吸机呼吸、出现胸腹矛盾运动或者肋间隙肌群收缩。轻中度呼吸衰竭患者($7.25\leq$pH≤7.35)NIV 治疗失败率$15\%\sim20\%$,重度呼吸衰竭患者(pH<7.25)NIV 治疗失败率达$52\%\sim62\%$。研究表明,相比药物治疗,应用 NIV 治疗的患者的 1 小时 pH、呼吸速率改善更快,呼吸困难时间更短,1 年再入院率更低,长期预后更好。对于有创通气来说,使用 NIV 的病死率并没有显著增高,而并发症更少,比如呼吸机相关肺炎、脱机困难等。因此,即使对于 NIV 失败风险较高的患者,排除意识丧失、气道痉挛、需要保护气道等特殊情况,考虑应用 NIV 也是合理的。对于 pH≥7.35 的伴高碳酸血症的慢阻肺急性加重患者,有研究表明早期应用 NIV 可以显著降低住院时间并快速改善 $PaCO_2$ 和 pH。此外,NIV 可以增强慢阻肺急性加重患者的运动耐力,有助于尽快康复。

目前,关于 NIV 应用时机选择的问题仍然存在争议。有研究认为对于中重度酸中毒患者应尽早给予 NIV 治疗,患者一旦出现中度呼吸性酸中毒(pH≤7.35,$PaCO_2$升高)应立即进行 NIV。而有的研究认为,对于死亡风险低的慢阻肺急性加重患者,NIV 的效果并不显著,而过度使用 NIV 可能会浪费医疗资源。由于很难找到一个客观的量化标准来衡量,未来需要一种优化的多维的方法进行研究。

（2）有创通气:有创机械通气（IMV）可以降低呼吸频率,改善 PaO_2、$PaCO_2$ 和 pH,降低病死率和治疗失败的风险,但是伴随并发症（呼吸机相关肺炎、气压伤、脱机困难）的发生和住院治疗时间的延长。

《慢阻肺全球策略修订版》推荐有创通气指征如下：不能耐受 NIV 或 NIV 治疗失败（或不适合 NIV）；呼吸或心脏暂停；呼吸暂停伴有意识丧失或急促喘息；精神状态受损，严重的精神障碍需要镇静剂控制；长期不能排出呼吸道的分泌物；心率＜50 次/分，伴有意识丧失；严重的血流动力学不稳定，对液体疗法和血管活性药物无反应；严重的室性心律失常；威胁生命的低氧血症，不能耐受 NIV。实际情况中，IMV 的应用受很多因素影响，包括患者的年龄、BMI、呼吸症状、血气分析情况、意识状态、合并症等。

此外，医师、指南、ICU 的负荷、患者的意愿、既往气管插管情况等在评估患者的适应性时也应纳入考虑。随着 NIV 的广泛应用及临床医师经验的积累，NIV 应用的范围较前更广，成功率更高，而 IMV 的应用范围相应缩小。

(3)有创-无创序贯机械通气：有创-无创序贯机械通气是针对慢阻肺病情特点及规律的机械通气策略。序贯通气是指呼吸衰竭患者行有创机械通气后，在未达到拔管撤机标准之前即撤离有创通气，继之以无创性机械通气（NIPPV），然后逐渐撤机的通气方式。实施序贯通气的一个关键在于准确把握有创通气转为无创通气的切换点。实施序贯通气时，如有创通气过早转为 NIPPV，可能因 NIPPV 无法维持通气而导致再次插管，如过迟转为 NIPPV 则可能出现机械通气相关肺炎（VAP）。为此，我国学者提出以"肺部感染控制窗（PIC 窗）"作为有创通气和无创通气之间的切换点，符合慢阻肺急性加重的治疗规律，能比较准确地判断早期拔管时机，显著改善治疗效果。

该观点认为，慢阻肺急性加重时，支气管-肺部感染和通气功能不全两者同时存在，通过有创通气、有效引流痰液、合理应用抗生素后（有创通气 5~7 天），感染多可得到控制，临床上表现为痰量减少、痰液变稀、痰色转白、体温下降、白细胞计数降低、X 线胸片上支气管-肺部感染影消退，这一肺部感染得到控制的阶段即称 PIC 窗。PIC 窗是支气管-肺部感染相关的临床征象出现好转的一段时间，而呼吸肌疲劳仍明显，并成为需使用机械通气的主要原因，此时撤离有创通气，继之无创通气，既可进一步缓解呼吸肌疲劳，改善通气功能，又可避免长时间应用有创通气易导致的呼吸机相关肺炎的发生，为以后撤除无创通气创造条件。以 PIC 窗为切换点行有创-无创序贯性机械通气治疗慢阻肺急性加重并严重呼吸衰竭患者，不仅能明显缩短有创通气时间，减少 VAP 发生，并且能降低患者的病死率。

总而言之，慢阻肺急性加重的治疗采用逐步升级治疗策略，合理的药物治疗和适当的氧疗是基础治疗，早期采用 NIV 可以预防临床症状的恶化，对于有气管插管指征的患者应尽早插管。此外，维持液体平衡、注意利尿剂的使用、抗凝、治疗合并症、改善营养状况和院外治疗对慢阻肺急性加重患者同样重要。社区护士的家访可以降低出院较早的慢阻肺急性加重患者的再入院率。安全有效的肺康复治疗可以改善慢阻肺急性加重患者的生活治疗，降低住院率和病死率。戒烟、流感疫苗和肺炎链球菌疫苗可以减少住院次数并预防慢阻肺急性加重的发生。

近年来，越来越多的研究发现一些生物标志物可以独立预测慢阻肺急性加重患者的预后。血清尿酸、超敏肌钙蛋白 T、MR-促肾上腺素等与慢阻肺急性加重患者的病死率和住院次数正相关，肽素可以稳定预测慢阻肺急性加重患者的短期和长期预后，与住院时间延长和治疗失败（发病后 6 个月内再发或死亡）显著相关。这些生物标志物未来可能用于评价疗效、指导治疗及预测预后，有助于个体化治疗的实现。

十、COPD合并症的处理

COPD常常和其他疾病合并存在,常见为心血管疾病、骨质疏松、焦虑和抑郁、肺癌、感染、代谢综合征和糖尿病等。这些疾病的存在可对疾病的进展产生显著影响。COPD患者无论病情轻重,均可出现合并症,鉴别诊断有时很困难。如果患者同时患有COPD和心力衰竭,则心力衰竭恶化可影响COPD急性加重。

(一)心血管疾病

心血管疾病(CVD)是COPD的主要合并症,可能是与COPD共同存在的最为常见和最为重要的疾病。CVD常见4种类型:缺血性心脏病(IHD)、心力衰竭(HF)、心房颤动(AF)和高血压。

1.IHD

COPD患者中IHD是增加的,但COPD患者发生心肌损伤容易被忽略,因而IHD在COPD患者中常常诊断不足。

COPD患者合并IHD治疗:应该按照《IHD指南》进行治疗。目前无证据表明在存在COPD时,IHD的治疗有所不同。无论是治疗心绞痛或其后的心肌梗死,在相当多合并IHD的患者中,β受体阻断剂有应用指征。选择性β_1受体阻断剂治疗考虑是安全的,但这是根据相对较少的研究而获得的结论。治疗IHD时,如果β_1受体阻断剂有指征时,其有益的一面高于治疗带来的潜在风险,即使重症COPD患者也如此。

IHD患者COPD的治疗:按COPD常规治疗进行,目前无证据表明在患有IHD时COPD的治疗有所不同。在合并存在不稳定型心绞痛时,应该避免使用高剂量的β受体激动剂。

2.HF

HF也是COPD常见的一种合并症。大约30%稳定期的COPD患者合并一定程度的HF,HF的恶化需要与COPD急性加重进行鉴别诊断。此外,大约30%的HF患者临床上合并COPD。合并COPD常常是急性HF患者住院的原因。HF、COPD和哮喘是呼吸困难常见原因,经常被混淆。临床上处理这些合并症时需要格外小心。

COPD患者合并HF治疗:HF应该按照常规HF指南进行治疗。现无证据表明,存在COPD时HF的治疗有所不同。选择性β_1受体阻断剂治疗显著改善HF的生存率,然而合并COPD却成为患者不能获得充分治疗的最为常见的原因。但是,HF患者如果合并COPD在进行治疗时,应该与治疗HF相似,考虑应用选择性β_1受体阻断剂治疗是安全的。研究表明,在应用比索洛尔治疗COPD患者合并HF时,FEV_1是降低的,但并没有出现症状和生命质量的恶化。通常,实际上选择性β_2受体阻断剂优于非选择性β_1受体阻断剂。选择性β_1受体阻断剂治疗HF的临床优越性,明显高于治疗带来的潜在风险,即使在重症COPD患者中也是如此。

HF患者的COPD治疗:COPD应该按常规进行治疗,目前无直接的证据表明合并HF时COPD的治疗有所不同。这是根据在HF患者合并COPD的长期研究而获得的结论。研究发现,HF患者吸入β受体激动剂治疗增加了死亡和住院的风险,提示重症HF患者在进行COPD治疗时需要密切随诊。

3.AF

AF 是一种最为常见的心律失常,COPD 患者中 AF 的发生率增加。COPD 合并 AF 对于临床医师而言,是一个难题。由于疾病的共同存在,造成明显的呼吸困难和活动能力下降。

COPD 患者合并 AF 的治疗:AF 应该按照《常规 AF 的指南》进行治疗,目前没有证据表明,合并 COPD 时 AF 的治疗与其他患者有所不同。如果应用 β 受体阻断剂,则优先应用选择性 β 受体阻断剂。

AF 患者的 COPD 治疗:COPD 应该按常规进行治疗,如果应用大剂量的 β_2 受体激动剂治疗应当分外小心,以免难以控制心率。

4.高血压

在 COPD 患者中,高血压是最为常见的合并症,对疾病的进展产生很大的影响。COPD 患者合并高血压,高血压应该按照高血压指南进行常规治疗。

(二)骨质疏松

骨质疏松是 COPD 的主要合并症,经常被漏诊,可伴有健康状况的恶化和疾病进展。与其他 COPD 亚组相比,骨质疏松更多见于肺气肿患者。在体重指数下降和无脂体重降低的 COPD 患者中,骨质疏松也较多见。COPD 患者合并骨质疏松时,骨质疏松按照《骨质疏松常规指南》进行治疗。骨质疏松的患者在患有 COPD 时,其稳定期 COPD 的治疗同样与常规治疗一样。研究表明,吸入曲安西龙可能导致骨质丢失的增加,吸入布地奈德或者吸入氟替卡松则没有出现类似情况。

全身应用糖皮质激素治疗显著增加了骨质疏松的风险,应该避免在 COPD 急性加重时反复使用糖皮质激素治疗。

(三)焦虑和抑郁

焦虑和抑郁也是 COPD 常见的并发症,两者常发生在年龄较轻、女性、吸烟、FEV_1 较低,咳嗽及合并有心血管疾病的患者中。COPD 患者合并焦虑和抑郁的治疗,应该按照《焦虑和抑郁常规指南》进行。同样焦虑和抑郁的患者如果并发 COPD 时,也按照 COPD 的常规进行治疗。应该重视肺康复对这类患者的潜在效应,体育活动通常对抑郁有一定的疗效。

(四)肺癌

COPD 患者常合并肺癌。在轻度 COPD 患者中,肺癌是患者死亡的最为常见原因。COPD 患者合并肺癌的治疗应该按照《肺癌指南》进行,但是由于 COPD 患者肺功能常常明显降低,肺癌的外科手术治疗往往受到一定限制。肺癌患者如果并发 COPD,其治疗也与往常一样,没有证据表明合并肺癌后其治疗有所不同。

(五)感染

重症感染,尤其是呼吸道感染,在 COPD 患者中常见。COPD 患者合并感染在治疗时,应用大环内酯类抗生素可以增加茶碱的血浓度。此外,合并 COPD 时的感染治疗,目前并无证据表明应该有所不同。但是,反复应用抗生素治疗可能增加抗生素耐药菌株的风险,严重感染时需要较为广泛的细菌培养。感染患者合并 COPD 的处理时,COPD 的治疗同往常一样。但如果患者在吸入糖皮质激素治疗时反复发生肺炎,则应该停止吸入糖皮质激素,以便观察是不是应用这一药物而导致反复发生肺炎的。

（六）代谢综合征和糖尿病

COPD 患者中合并代谢综合征和糖尿病较为常见,而且糖尿病对疾病的进展有一定影响。COPD 患者合并糖尿病的治疗,其糖尿病应该按常规指南进行。但是,对于重症 COPD 患者,不主张其体重指数<21。如果糖尿病患者患有 COPD 时,其 COPD 的治疗也同往常一样。

第二节　弥漫性细支气管炎

弥漫性细支气管炎(DPB)是弥漫性两肺细支气管和呼吸性细支气管的慢性炎症性疾病,由于炎症病变呈弥散性地分布并累及终末细支气管气管壁的全层,故称之为弥散性泛细支气管炎。近年来,已明确 DPB 是一个特异的临床疾病——鼻窦-支气管综合征,其特征为慢性鼻旁窦炎和终末细支气管的慢性炎症。本病易误诊为慢性阻塞性肺疾病(COPD)、支气管扩张,也有被误诊为支气管哮喘、肺纤维化等情况。

一、流行病学

本病发病年龄以 40～50 岁为高峰,性别差异性不大。

二、病因

DPB 的确切病因尚不明了。但近年来的研究表明,本病与遗传、体质因素等有密切关系。

（一）遗传

鼻旁窦炎是一种遗传因素较强的疾病,DPB 患者 80％以上合并或既往有慢性鼻旁窦炎的病史。DPB 的人种特异性很强,目前病例报告主要来自日本、韩国及中国,而来自欧美的病例报告则很少。发病有家族倾向,有报道 6 个家族中同胞发生 DPB 的病例。人类白细胞抗原(HLA)相关研究等也提示 DPB 与遗传因素相关。患者的 HLA-B54 抗原的阳性率较高(68％)。B54 为蒙古族人种的特异性抗原,具有 HLA-B54 抗原的只有日本人(14.1％)、中国汉族人(10.4％)、朝鲜族人和少数犹太人。

（二）慢性气道炎症与免疫功能障碍

1.炎症细胞

炎症细胞对 DPB 患者的支气管肺泡灌洗液(BALF)检查,发现 BALF 中中性粒细胞百分比与正常对照组相比明显升高,淋巴细胞绝对数明显高于正常对照组,$CD8^+$ 细胞百分比和总数及 $CD4^+$ 细胞总数高于对照组,但 $CD4^+/CD8^+$ 比值明显下降。研究证实,患者 BALF 中活化的 $CD8^+$ 细胞,尤其是细胞毒性 T 细胞(Tc)是 DPB 发病中的重要细胞成分。

2.炎症因子

DPB 患者中性粒细胞、IL-1β、IL-1Rα、白细胞介素 8(IL-8)及白三烯 B4(LTB4)含量和中性粒细胞趋化活性(NCA)都明显增加。这些细胞因子很可能在 DPB 患者中的中性粒细胞介导的慢性炎症中起了重要作用。巨噬细胞炎性蛋白 1α(MIP1α)属于 β 趋化性细胞因子家族,MIP1α

在 DPB 患者 BALF 中明显高于正常对照组,而且 MIP1α 和 CD8$^+$T 细胞绝对数或百分比呈现明显的相关性,提示 MIP1α 可能通过招募或活化 CD8$^+$T 细胞在 DPB 的发病中起作用。

3.免疫功能障碍

DPB 患者中常无 IgG4,与正常人有显著差异,且 DPB 常与类风湿关节炎、成人 T 细胞白血病、溃疡性结肠炎、非霍奇金淋巴瘤等疾病并存,提示与免疫有关。Good 综合征(胸腺瘤伴有低丙种球蛋白血症等免疫功能不全)在肺的表现病例类似弥散性泛细支气管炎的临床表现,弥散性泛细支气管炎的发病机制可能与某些疾病状态相同,即机体具有末梢气道过度反应性同时有气道防御功能低下的感染易感性。但尚不能认为 DPB 为免疫功能缺陷性疾病。

(三)感染

1.铜绿假单胞菌

有报道,已经用铜绿假单胞菌接种到动物支气管内成功建立了 DPB 的动物模型,铜绿假单胞菌可诱导 DPB 发生。绝大部分重症性支气管扩张患者合并有铜绿假单胞菌的感染,而 DPB 晚期的病理改变是支气管扩张,铜绿假单胞菌是 DPB 的发病原因还是继发的感染,这对 DPB 发病机制的研究具有重要意义。

2.人类 T 细胞病毒-Ⅰ(HTLV-Ⅰ)

HTLV-Ⅰ能抑制 T 细胞功能和免疫应答,HTLV-Ⅰ感染后与 DPB 临床病理学相似,提示 DPB 为 HTLV-Ⅰ慢性感染后的肺部表现。

三、病理

DPB 的病理学特征为以两肺呼吸性细支气管为中心的细支气管炎及细支气管周围炎。因炎症病变累及两肺呼吸性细支气管的全层,故称之为弥散性泛细支气管炎。

大体标本肉眼观察肺表面及切面均可见弥散性分布的浅黄色或灰白色 2~3 mm 的小结节,结节大小较均匀,位于呼吸性细支气管区域,以两肺下叶多见。通常显示肺过度充气。镜下可见在呼吸性细支气管区域有淋巴细胞、浆细胞、组织细胞等圆形细胞的浸润,导致管壁增厚,常伴有淋巴滤泡增生。由于息肉样肉芽组织充填于呼吸性细支气管腔内,导致管壁狭窄或闭塞;呼吸性细支气管壁及周围的肺间质、肺泡隔、肺泡腔内可见吞噬脂肪的泡沫细胞聚集。随病情进展,部分患者可见支气管及细支气管扩张和末梢气腔的过度膨胀。

DPB 病理诊断标准:①病变为累及两肺的弥散性慢性气道炎症。②慢性炎症以细支气管及肺小叶中心部为主。③呼吸性细支气管壁、肺泡壁及肺泡间质泡沫细胞聚集和淋巴细胞浸润。

四、辅助检查

(一)X 线检查

其典型的 X 线表现为弥散性的小结节影和粟粒样阴影,直径 2~5 mm,边缘不清,主要分布于双肺底部。有些病例,因气体陷闭可造成气道阻塞、气流受限,胸部 X 线检查显示过度充气。轻度的支气管扩张常常可发生于中叶和舌叶,表现为双轨征。随着病情进展,有些病例可有弥散性支气管扩张或囊性病变。这种小结节影有助于鉴别支气管哮喘、慢性支气管炎、肺气肿和支气管扩张。X线鼻窦片(瓦氏位)可见鼻旁窦炎症。

(二)CT扫描

胸片不典型者无助于DPB的诊断,此时行高分辨CT(HRCT)检查可为本病提供诊断依据。HRCT上DPB具有特征性表现:①小叶中心性结节弥散分布于双肺,结节间无融合趋势。②结节的周围,"Y"字形或线状高密度影与其相连。③结节与胸壁之间有少许间隔。④小支气管扩张呈管状或环状,伴有管壁增厚。⑤病情进展时,结节间的气体潴留明显。⑥结节影、线状影、高密度黏液栓影均为可逆性,而小支气管扩张为不可逆病变。HRCT检查对随诊观察病理变化和疗效评价具有重要意义。鼻窦CT检查可见鼻旁窦密度、黏膜增厚和液气平面。

(三)肺功能及血气分析

肺功能检查基本上表现为阻塞性损害,尤其是在进展性的病例。阻塞性肺功能损害的基础上可伴有限制性功能障碍。残气量(RV)和残气量与肺总量之比(RV/TLC)通常是增加的。但肺顺应性和弥散功能都在正常范围。

动脉血气分析显示早期常有低氧血症,与呼吸性细支气管壁的肥厚、管腔狭窄致血流和气体分布不均、通气/血流比例失调有关。晚期伴有肺泡通气不足加重,可出现高碳酸血症和呼吸衰竭。

(四)实验室检查

血白细胞、中性粒细胞在稳定期多正常,急性加重期增高。γ-球蛋白增高,IgA升高,血沉增快,类风湿因子阳性但不特异。

本病特征性检查是冷凝集试验(CHA)效价增高,多在64倍以上,甚至高达1:1024,但与疾病的进展程度均无明显关联,因为慢性鼻旁窦炎也可呈同样的改变,它可能只是反映某种体质素。末梢血$CD4^+/CD8^+$比值升高表明免疫状态亢进,BALF(支气管肺泡灌洗液)中细胞数及中性粒细胞百分比增加,淋巴细胞比率降低。与末梢血相反,BALF中$CD4^+/CD8^+$降低。HLA-BW54与健康人相比阳性率明显增高。痰病原学检查一般认为DPB的呼吸道感染为继发感染,但多数患者呼吸道感染长期存在。感染菌以流感嗜血杆菌、肺炎球菌和铜绿假单胞菌最多见,检出的频度依次为44%、12%和22%。急性加重期几乎均为流感嗜血杆菌和肺炎球菌,治疗过程中由于菌群交替,容易出现铜绿假单胞菌感染,耐药的膜性铜绿假单胞菌也经常可见,提示预后不良。

(五)组织病理学

病理学检查:DPB的病理学特点是双肺弥散分布以呼吸性细支气管为中心的慢性呼吸性细支气管炎和周围炎,病变累及呼吸性细支气管全层。

肉眼所见黄白色小结节在双肺弥散分布,有时可见细支气管的管壁增厚和扩张。显微镜下组织病理学特点:①DPB定位于细支气管和呼吸性细支气管,而其他肺组织区域可以完全正常。②主要特点为细支气管全壁炎。③特征性改变为细支气管、呼吸性细支气管炎症使细支气管狭窄、阻塞,肺泡间隔和间质可见泡沫样细胞改变。而细支气管、呼吸性细支气管炎症则表现为管壁增厚,淋巴细胞、浆细胞和组织细胞浸润。病理有利于本病的确诊。临床和影像学改变不典型者,须取肺组织活检。活检肺组织可通过经纤维支气管镜(TBLB)、开胸或经胸腔镜采集,以后两者为好。

五、诊断

弥散性泛细支气管炎(DPB)是以呼吸性细支气管慢性炎症为主的疾病。凡具有下列临床征象,并排除慢性支气管炎、支气管哮喘及肺气肿等疾患,则可诊断为 DPB。

1.症状

主要表现为咳嗽、咳痰及劳力性呼吸困难,或有慢性鼻旁窦炎的表现。60%的病例有发热表现。初期痰少,为黏液性,随着病情发展痰量增加;当合并感染时,痰液转为脓性,且咳嗽、呼吸困难加重,晨间起床后尤为明显,随着大量脓痰的咳出,午后症状则减轻。感染反复发作则较为难治,最后多合并革兰阴性杆菌(如铜绿假单胞菌等)感染。

2.体征

早期于肺周围区域可闻及广泛的捻发音,晚期则出现干、湿啰音和喘鸣。25%的患者可出现发绀和杵状指。

3.实验室检查

有白细胞计数及中性粒细胞增高,淋巴细胞计数减少,血沉增快及 C 反应蛋白阳性。血浆红细胞冷凝集试验滴定度上升。免疫学检查可见 IgG、IgM 及 IgA 增加,60%的高 IgA 血症(3.48~5.46 g/L)者有 $CD4^+/CD8^+$ 比值上升及 HLA-BW54 抗原阳性。

4.影像学检查

胸部 X 线或 CT 检查可见因呼吸细支气管以下的气道及肺泡腔膨胀所致的含气量增加和膈肌下降的征象。由于呼吸细支气管与邻近肺泡管壁广泛性炎症细胞浸润、泡沫细胞集聚以及纤维化的存在,X 线表现常有直径 5 mm 以下、边界不清、呈小叶中心性分布的弥散性结节状阴影,并有分叉状线条影与其相连,以下肺野为明显。此为细支气管扩张、管内黏液充盈的表现。部分呼吸细支气管至小叶支气管柱状扩张及管壁增厚较为严重的患者,则可出现轨道线征。

5.肺功能检查

常为阻塞性和限制性相混合的通气功能障碍,表现为以下几个方面。

(1)第 1 秒用力呼气量(FEV$_1$)降至正常预计值的 70%以下。

(2)肺活量减少至 80%以下。

(3)残气量增加,>150%。

(4)PaO$_2$降至 10.6 kPa(80 mmHg)以下。

六、鉴别诊断

本病应与慢性支气管炎和慢性阻塞性肺气肿、支气管扩张症、阻塞性细支气管炎(BO)、肺间质纤维化、支气管哮喘、囊性纤维化、尘肺、粟粒肺结核、支气管肺泡癌等相鉴别。

(一)慢性阻塞性肺疾病

本病主要临床特点为长期咳嗽、咳痰或伴有喘息,晚期有呼吸困难,在冬季症状加重。患者多有长期较大量吸烟史。多见于老年男性。胸部 X 线可出现肺纹理增多、紊乱,呈条索状、斑点状阴影,以双下肺野明显。晚期肺充气过度,肺容积扩大,肋骨平举,肋间隙增宽,横膈低平下移,心影呈垂滴形,部分患者有肺大疱。胸部 CT 检查可确定小叶中心型或全小叶型肺气肿。

肺功能检查为阻塞性通气功能障碍,$FEV_1/FVC\%$下降和残气量(RV)增加更为显著,弥散功能可有降低。COPD的病理改变为终末细支气管远端气腔持续性不均一扩大及肺泡壁的破坏,而DPB病理为局灶性肺充气过度,极少有肺泡破坏。80%以上的DPB患者存在慢性鼻旁窦炎,大部分患者血清冷凝集试验效价增高,而且DPB患者的肺弥散功能和顺应性通常在正常范围。此外,DPB影像学胸部X线可见弥散性分布两肺的颗粒样结节状阴影或胸部CT可见两肺弥散性小叶中心性颗粒样结节状阴影也与COPD不同,可资鉴别。

(二)支气管扩张症

本病主要症状为慢性咳嗽、咳痰和反复咯血。肺部可闻及固定性持续不变的湿啰音。本病胸部HRCT可见多发囊状阴影及明确均匀的壁,然而支气管扩张的囊状阴影一般按支气管树分布,位于肺周围者较少,囊壁较厚,同时可见呈轨道征或迂曲扩张的支气管阴影。DPB患者一般无咯血,晚期患者胸部X线可有细支气管扩张改变,但DPB影像学主要表现为两肺弥散性分布的颗粒样结节状阴影。对可疑患者应进一步检查有无慢性鼻旁窦炎和血清冷凝集试验效价等,以排除在DPB的基础上合并继发性支气管扩张症。

(三)阻塞性细支气管炎(BO)

本病是一种小气道疾病,临床表现为急速进行性呼吸困难,肺部可闻及高调的吸气中期干鸣音;胸部X线检查提示肺过度通气,但无浸润影,也很少有支气管扩张;肺功能检查显示阻塞性通气功能障碍,而弥散功能正常;肺组织活检显示直径为1~6 mm的小支气管和细支气管的瘢痕狭窄和闭塞,管腔内无肉芽组织息肉,而且肺泡管和肺泡正常。DPB患者起病缓慢,先有慢性咳嗽、咳痰史,活动时呼吸困难逐渐发生。胸部听诊多为间断性湿啰音。胸部X线可见弥散性分布的两肺颗粒样结节状阴影,HRCT检查可见两肺弥散性小叶中心性颗粒样结节阴影,与BO不同。此外,病理改变也与阻塞性细支气管炎不同,故可以鉴别。

(四)肺间质纤维化

本病最主要的症状是进行性加重的呼吸困难,其次为干咳。体征上本病有半数以上的患者双肺可闻及Velcro啰音。胸片主要为间质性改变,早期可有磨玻璃样阴影,此后可出现细结节样或网状结节影,易与DPB混淆,但肺间质纤维化有肺容积的缩小和网状、蜂窝状阴影。此外,肺间质纤维化有明显的肺弥散功能降低,而且病理可以与DPB不同,可资鉴别。

七、治疗

(一)治疗措施

1980年以前,DPB的治疗主要是皮质激素、抗生素、化痰药和支气管扩张剂等,但都不能改善预后。1982年,工藤医师在东京大都会医院惊奇地发现1例DPB患者临床症状和胸部X线病变改善明显,仔细查阅患者的治疗记录,发现他每日用600 mg红霉素总共2年,非常有效。据此工藤医师启动了一项小剂量红霉素治疗DPB的前瞻性、双盲、安慰剂对照的临床试验,于1990日本弥散性肺疾病年报上报道了这一研究结果,首次证实了红霉素对于DPB的治疗效果,并指出其对DPB的治疗作用可能与其非抗菌作用有关。

1.红霉素治疗方案

(1)DPB诊断一旦成立,应立即开始治疗,因为早期治疗效果较好。不管痰中的细菌种类如何,均应首选红霉素(ETM)。红霉素每天 400 mg 或 600 mg 口服,除非无效或因不良反应而不得已停药。

(2)治疗反应的评估和疗程:尽管 2~3 个月可见到明显疗效,但治疗至少应持续 6 个月,然后进行疗效的评估。如果有效,应完成至少 2 年的持续治疗;停药后如果复发,应重新开始治疗,再使用仍然有效;如果病情进展到广泛的支气管扩张或呼吸衰竭,应持续 2 年以上。

红霉素的不良反应:胃肠道反应是大环内酯类药物最常见的不良反应,因为红霉素及其衍生物有胃肠动力药样作用,可刺激胃肠道运动。有时可见恶心、胃部不适等胃肠反应,症状基本在开始治疗 2 周内出现。肝毒性和过敏性皮疹不常见。有报告认为丙氨酸氨基转移酶和(或)天冬氨酸氨基转移酶在>100 U/L 应停药,若不超过此值可继续观察用药。心律失常罕见,包括 QT 间期延长的室性心动过速。红霉素和其他十四元环大环内酯类药物可通过干扰肝脏细胞色素 P450 通路影响许多药物的作用。

2.其他大环内酯类

阿奇霉素:研究证实十四元环和十五元环的大环内酯类抗生素均有很好的疗效。阿奇霉素属十五元环的大环内酯类抗生素,具有不良反应少、较长的抗生素后效应、每日单剂给药等诸多优点,用于需要长期用药的 DPB 治疗有其特有的优势。以阿奇霉素为主的综合治疗方案,具有起效快、不良反应少、依从性好等优点。

阿奇霉素治疗方案:阿奇霉素每天 0.5 g 治疗,最初 7~15 天采用静脉给药,后改为口服,疗程 4~54 个月,平均疗程为(20.7±8.3)个月。3 个月后可改为每周服 3 天停 4 天。疗程长短根据是否达到治愈而有所不同。治愈判断标准为临床症状和异常体征消失、肺内小结节影消失、肺功能恢复正常。有些患者因已合并支气管扩张难以达到治愈标准,但也应达到最大程度改善,如症状基本控制、肺内小结节基本消失、支气管周围炎症基本吸收等。

其他大环内酯类:十四元环大环内酯类药物,克拉霉素每天 200 mg 或 400 mg 口服,或罗红霉素每天 150 mg 或 300 mg 口服,与 ETM 疗效相同。十六元环的大环内酯类抗生素基本无效。

3.其他治疗

皮质激素:对糖皮质激素的应用有不同观点,并不适用于所有病例。主要利用其强大的抗感染作用,快速缓解气促症状,加快气道慢性炎症的吸收。主要适用于气促明显、小结节影为主的患者,而对那些支气管扩张已经很明显的患者作用有限。通常为泼尼松 1~2 mg/(kg·d),待症状缓解后,渐渐减量。可与大环内酯类药物配合使用,疗程短于大环内酯类药物。总的治疗原则为先静脉,后口服。剂量由大到小,逐步减量,疗程因人而异,以缓解气促症状,帮助肺内小结节吸收为治疗目标。

针对常见感染病原菌的抗生素治疗:感染严重时,针对铜绿假单胞菌、流感嗜血杆菌、肺炎克雷白杆菌等 DPB 常见感染菌,予以哌拉西林、氨基糖苷类抗生素、氟喹诺酮类、第三代头孢类抗生素及碳青霉烯类等治疗,可明显增加疗效。

呼吸支持:氧疗、机械通气等。

对症支持治疗:祛痰剂、扩张支气管药物、鼻旁窦炎的治疗、免疫增强剂等。

（二）治疗评估

1.治疗疗效好

对大部分病例疗效好,临床症状尤其是气促多于用药次日开始缓解;影像学变化>90%的患者于治疗10～40天改善,但合并支气管扩张的病灶吸收减慢。鼻旁窦炎症状在治疗过程中同时得以明显改善,多数不需要针对鼻旁窦炎的专门治疗。

2.影响治疗效果的因素

影响治疗效果的因素有多种,与患者病情严重程度、感染的病原菌类型及对药物的敏感性,治疗的时机、给药的途径、是否联合用药、有无并发症、用药是否规则、疗程是否足够等均有关系。如有些患者仅阿奇霉素单药口服即可,有些则必须先静脉用药并合用其他抗感染药物,有些还需要合用糖皮质激素,糖皮质激素有些口服即可,有些必须静脉给药等,根据个体情况进行调节。

3.长期用药

用药疗程至少>1年,过早停药容易复发,复发病例再次使用原治疗方案仍然有效,但疗效较初次治疗略差。因此应保持长期随访,及时调整用药,终止治疗应以治愈为标准,除非晚期合并严重支气管扩张。

（三）临床疗效判断标准

根据临床症状、体征、影像学、动脉血气、肺功能等改善情况判断疗效,可分为5级。

1.治愈

所有临床症状和异常体征均消失,影像学、动脉血气、肺功能完全恢复正常。

2.好转

（1）明显好转:临床症状和体征较治疗前均有明显改善,影像学病变明显吸收,但尚未完全恢复正常。

（2）有所好转:临床症状、体征、影像学病变一项以上较治疗前改善。

3.未愈

临床症状和异常体征继续存在,影像学无改善。

4.恶化

临床症状、体征、影像学改变中任何一项加重。

5.复发

经治疗达到治愈标准,但随访中症状、体征以及影像学病灶重新出现。

八、预后

本病早期被认为是一种预后不良的慢性气管感染症。20世纪70年代末用红霉素以前,DPB 5年生存率仅为63%,1980—1984年引入氟喹诺酮类抗生素治疗铜绿假单胞菌感染期间,5年生存率达72%,1985年引入红霉素治疗后,5年生存率达91%。可见红霉素的引入大大改善了DPB患者的预后。因此,DPB如能早期诊断、及时治疗,是可以治愈的;但晚期DPB如治疗不及时可发展为慢性铜绿假单胞菌感染及支气管扩张,若长期反复发作而并发肺心病、呼吸衰竭者则预后不良。

第三节　特发性肺纤维化

特发性肺(间质)纤维化(IPF)是一种原因不明的、进行性的、局限于肺部的以纤维化伴蜂窝状改变为特征的疾病,是特发性间质性肺炎(IIP)中的常见类型(占 60%～70%)。普通间质性肺炎(UIP)是最常见的特发性间质性肺炎(IIPs),占全部 IIPs 病例的 47%～71%,IPF 病理呈现 UIP 的组织学征象,肺功能测试显示限制性通气损害和(或)换气障碍,HRCT 扫描可见周围性分布,以两肺底更显著的粗大网织样改变伴蜂窝肺形成。UIP 为特发性肺纤维化(IPF)中的一种特殊病理类型,但也偶可见于其他原因所致肺纤维化,如胶原血管疾病、石棉沉着病症、环境、职业和药物接触史等。近 20 年来其发病率增加,生存期中位数 2.9 年,5 年生存率 20%～40%。本病目前已有一定进展,新的治疗药物或治疗方案也在积极探索中。

一、流行病学

不同国家和地区关于 IPF 的流行病学数据有一定差距。IPF 患病率和发病率的男女比例分别为 1.4∶1 和 1.3∶1。50 岁以下者很少患此病,患病率和发病率与年龄呈明显正相关,诊断时平均年龄 67 岁。

二、病因

尽管 IPF 被冠以"特发性",即病因不明,但诸多证据表明本病的发生与一些危险因素有关。

(一)遗传因素

以下事实提示遗传因素或先天性易感因子可能与本病的发病有关:①家族性肺纤维化的病例在国内外均有报道,且数量不断增加,这种病例多见于嫡亲和单卵双胞胎。②某些已知遗传疾病患者的肺纤维化发病率很高。③同样暴露于已知可引起肺纤维化环境中的人,仅有少数发病。④动物实验发现,特定的鼠系对发生肺纤维化有遗传易感性。

(二)吸烟

虽然约 1/3 的 IPF 发生在终身不吸烟者,但多数的临床研究证实吸烟增加 IPF 发生的危险性,其暴露程度与 IPF 的发生率呈正相关,尤其是吸烟每年大于 20 包者。有资料显示,吸烟增加 IPF 发生的相对危险比(OR)是 1.6～2.3,曾经吸烟者即使在停止吸烟后仍然是一个高危因素。

(三)环境暴露

暴露于某些金属粉尘(如黄铜、铅及钢铁)和木质粉尘(松木)者的患病风险显著增加。其他粉尘暴露,如理发业、鸟类饲养、石材切割和抛光等也可能与 IPF 的发生有关。关于不同职业与 IPF 患病风险的研究表明,金属粉尘的 OR 为 2～10.97、鸟类饲养为 4.7、理发业为 4.4、石材切割和抛光为 3.9、牧畜业为 2.7,暴露持续时间>5 年时的 OR 明显增加。IPF 患者尸体解剖发现肺部淋巴结内可见无机物颗粒,也支持 IPF 环境学病因。

（四）病毒感染

某些病毒在 IPF 发生中是否发挥重要作用一直受到学者们的关注。目前支持病毒感染与 IPF 发病机制之间存在联系的主要证据是流行病学研究结果。有资料表明,高达 97％ 的 IPF 患者肺中可以检测到 EB 病毒、巨细胞病毒、丙型肝炎病毒和人疱疹病毒中的一种或多种。因此推测,慢性病毒感染作为一种免疫刺激剂,引起慢性增生性或炎性环境,导致肺纤维化的发生。

三、发病机制

目前认为肺泡损伤修复中抗纤维化和致纤维化之间的平衡紊乱是 IPF 的主要发病机制。主要依据是 IPF 的病理改变多源于肺泡上皮细胞受损和修复异常;损伤修复的主要部位常可见到大量的成纤维细胞灶;肺泡上皮损伤可使成纤维细胞增生并向肌成纤维细胞转化等。肺泡损伤修复障碍机制十分复杂,现归纳其主要机制并简述如下:①在不明病因作用下肺泡上皮细胞受损。②氧化-抗氧化、Th1/Th2、凝血与抗凝、纤维细胞和炎症细胞等途径被激活。③引起抗纤维化递质和致纤维化递质的失衡。④导致肺泡上皮细胞向基质转化和分化、血管内皮细胞和成纤维细胞增生及细胞外基质的产生。⑤终因过多的细胞外基质沉积而出现纤维化。

四、病理

IPF 的病理改变与病变的严重程度有关。其主要特点是病变在肺内分布不均,可以在同一低倍视野内看到间质炎症、纤维增生和蜂窝肺的变化,下肺和胸膜下区域病变明显。肺泡壁增厚,伴有胶原沉积、细胞外基质增加和灶性单核细胞浸润。炎症细胞不多,通常局限在胶原沉积区域或蜂窝肺区。肺泡腔内可以见到少量的 B 型肺泡细胞聚集。病理检查可以看到蜂窝肺气囊、纤维化和纤维增生灶,继发的改变有肺容积减少、牵拉性支气管扩张和肺动脉高压。

五、临床表现

目前,IPF 作为临床概念应该严格限于组织病理学特征为 UIP 的患者,故 IPF/UIP 这一术语反映了这一种临床实际情况。UIP 符合 IPF 的一般临床表现,IPF 应特指 UIP 病例。多发生于中年人群,发病年龄多为 50～70 岁,男女比例 1∶2。UIP 发病多为隐匿性,患者往往已有 1～3 年病史。通常 IPF/UIP 的主要临床特征包括干咳、运动性呼吸困难、吸气末爆裂音,胸部 X 线片显示弥散性肺实质浸润阴影,HRCT 上表现为蜂窝样改变,肺功能测定为限制性通气功能障碍以及氧合受损。运动性呼吸困难每年每月地呈进行性进展。干咳常常为最初的临床症状,呈发作性。某些 IPF/UIP 患者的咳嗽反射增强,80％ 以上的 IPF/UIP 患者在肺基底部可闻及吸气末爆裂音。晚期患者可有发绀和肺心病的临床表现,20％～50％ 的患者有杵状指,肺外表现不多见。实验室的异常发现无特异性,60％～90％ 的患者血沉(ESR)增快,10％～26％ 的患者类风湿因子或循环抗核抗体阳性。IPF/UIP 患者的血清表面活性物质的水平(SP-A 和 SP-D)与肺泡炎的程度相关,预后差的患者 SP-A 和 SP-D 水平较高。血清 SP-D 水平(不是 SP-A)与肺功能的恶化程度相关。

IPF/UIP 起病隐匿,但是进展迅速,常常在数月或数年内病情明显恶化。肺实质出现进行性纤维化和结构破坏。部分患者的病情在发病初 10 年内可能比较平稳,但是 IPF/UIP 患者的病情不会出现自发缓解。大部分患者在出现症状后 3～8 年内死于呼吸衰竭,其他死亡原因包括心力衰竭、肺栓塞(原因为活动减少或肺心病)、肺部感染和脑血管意外等。6%～10% 的 IPF 患者可发生肺癌。

六、辅助检查

(一)血液检查

晚期患者因缺氧导致血液红细胞和血细胞比容增加。血沉增高见于 60%～94% 的 IPF 患者,循环抗核抗体(ANA)和类风湿因子(RF)阳性可见于 10%～20% 的患者,滴度通常较低,倘若出现高滴度(1:160),则应考虑结缔组织病的可能。

(二)高分辨率 CT

IPF 在 HRCT 上的改变包括:好发于周围肺野(胸膜下)和肺底区网织状阴影;蜂窝状改变;不均匀的斑片状阴影;粗网状不透光影(叶间和叶内间隔线);没有或很少毛玻璃样阴影;牵拉性支气管或细支气管扩张;晚期呈现扭曲变形、肺容量缩小和肺动脉高压。在吸烟者尚可见肺气肿区域。IPF 一般不累及胸膜。CT 的典型表现对于 IPF 诊断有相当高的敏感性和特异性。据研究,只要 CT 表现典型,有经验的放射科医师诊断 IPF 其特异性>95%。但是 IPF 与 NSIP 的 CT 特征存在重叠,鉴别可能有困难。IPF 的典型表现见于进展性的后期病例。IPF 早期 CT 改变可以是不典型的或不确定的。组织学确诊 IPF(UIP)病例中仅 37%～67% 显示 CT 典型改变。

(三)肺功能测定

IPF 的特征性肺功能改变是肺容量减少,呼气流率正常或升高,1 秒率增加,弥散量降低,肺泡动脉氧分压差($P_{A-a}O_2$)增宽,肺顺应性降低,静态呼气压力-容量曲线向下和向右,心肺运动试验异常。氧交换削弱(弥散量降低和 $P_{A-a}O_2$ 增宽)可以是 IPF 的早期异常,甚至可以先于肺容量和通气功能的异常。IPF 肺功能异常的特征是限制性通气损害伴肺总量减少,但如果合并肺气肿则肺容量可正常。后一种情况氧合降低甚过弥散量降低是其特点。肺功能测定是 IPF 诊断的基本检查之一,虽然它不能诊断某种特定的特发性肺间质疾病,也不能区别炎症的活动性与纤维化,但它是呼吸主观症状的客观估价,并且对于缩小鉴别诊断范围、病情和预后分级及监测治疗反应具有重要价值。

(四)纤维支气管镜检查

1.支气管肺泡灌洗(BAL)

IPF 有 67%～90% 的患者 BAL 液呈现中性粒细胞(PMN)增高,有一定诊断参考价值,但需排除外源性过敏性肺泡炎、韦格纳肉芽肿、石棉沉着病、急性呼吸窘迫综合征(ARDS)和肺部细菌性感染等。BAL-PMN 性疾病,临床上一般不难诊断。不足 15% 的 IPF 患者 BAL 显示淋巴细胞增高,预示其对激素治疗较佳。少数患者 BAL 液嗜酸性粒细胞增加,常伴随更加严重的临床症状和肺功能损害。

2.经支气管肺活检(TBLB)

取材受限,不足以诊断 IPF。TBLB 对肺泡细胞癌、结节病和感染等有较高的诊断特异性,可用于 IPF 的鉴别诊断。

（五）外科肺活检

局限性剖胸肺活检诊断率高达 92％，并发症发生率为 2.5％，手术病死率为 0.3％。近年来发展的电视辅助胸腔镜肺活检效果相仿，而住院时间缩短。活检部位应当是肉眼异常区域的边缘，包括肉眼正常肺实质组织，避免采取影像学或术者用手触摸认为病变最严重的部位，活检数量应超过一个肺叶，包括胸膜下肺实质，要求标本最大直径 3～5 cm。

（六）其他

1.普通胸部 X 线检查

普通胸部 X 线检查有助于评估病变的分布和发现其他对于鉴别诊断有用的异常所见（如胸膜异常、心脏增大等）。

2.^{67}Ga 扫描

肺内 ^{67}Ga 摄取增加是各种间质性肺疾病肺泡炎的标志，但无特异性，不能预测激素治疗反应和预后，对于 IPF 分期也无实用价值。

专家诊断的 IPF 经肺活检确诊符合率仅约 50％。但目前临床上 IPF 肺活检诊断者＜15％。老年人外科肺活检的耐受性可能降低，风险可能增加，治疗选择对病理诊断分类的要求或依赖程度可能有所减小，应当全面衡量和仔细斟酌。具备下列全部条款时可考虑外科肺活检：①非高龄老年人。②相对早期病变（尚无蜂窝肺形成），或需要与其他类型 IIP 鉴别时。③肺部病变具有激素治疗指征，而无激素治疗反指征（为糖尿病、高血压、骨质疏松等）。④心肺功能可承受手术。

七、诊断

通过有丰富间质性肺疾病诊断经验的呼吸内科医师、放射影像科医师和病理科医师之间多学科的讨论，仔细排除其他可能的病因是获得准确诊断最为重要的环节。

诊断 IPF 需要符合以下条件：①排除其他已知的 ILD 病因（如家庭和职业环境暴露、结缔组织病和药物性肺损伤等）。②未行外科肺活检的患者，HRCT 呈现典型 UIIP 型所见。③进行外科肺活检的患者，HRCT 和肺活检组织病理类型符合特定的组合。

IPF 急性加重是指疾病过程中出现急性、不明原因的明显病情恶化，其诊断标准如下：①呼吸困难加重。②HRCT 胸部影像学在典型 IPF 表现基础上新出现磨玻璃影、浸润影。③气体交换恶化致低氧血症的证据。满足上述全部条件并排除感染、心力衰竭、肺栓塞等原因引起的病情加重后即可做出诊断。

八、鉴别诊断

（一）脱屑型间质性肺炎（DIP）

DIP 非常罕见（不到 ILD 的 3％），40～50 岁吸烟者易发病。大多数患者呈亚急性起病（数周至数月），表现为气促和咳嗽。胸部 X 线改变较 IPF 轻，20％的患者无异常改变；部分患者胸部 X 线和 CT 检查显示中、下叶的弥散性毛玻璃影。肺活检显示为均匀的、弥散分布的肺泡腔内巨噬细胞聚集，于呼吸性细支气管周围加重，沿肺实质呈弥散性分布。本病很少有纤维化病变。

（二）呼吸性细支气管炎伴间质性肺病（RBILD）

RBILD 是发生在吸烟者的一种临床综合征，临床表现与其他 IIP 相似。胸部 X 线检查显示广泛分布的网状、结节状阴影而肺容积正常，HRCT 上呈模糊阴影。肺功能常表现为阻塞与限制性通气障碍混合存在，可有残气量增加。低倍显微镜下，病灶呈片状，沿着细支气管中心分布。在呼吸性细支气管、肺泡管和细支气管周围的肺泡腔内有成簇的棕灰色的巨噬细胞，伴有片状、黏膜下和细支气管周围的淋巴细胞和组织细胞浸润。

（三）非特异性间质性肺炎（NSIP）

非特异性间质性肺炎临床表现与 IPF 相似。胸部 X 线检查示两下肺网状影，呈斑片状分布。HRCI 显示两侧对称的毛玻璃影或气腔实变。本病主要的组织学改变为肺间质均匀的炎症或纤维化改变。其病变组织在受累部分是均匀的，但在整个进展过程中呈片状分布于未受累肺区域。

（四）急性间质性肺炎（AIP）

AIP 是一种急性起病、暴发性的肺损伤，症状可在几日至数周内出现，而以往多健康。本病病程发展迅猛，病死率很高，临床表现为发热、咳嗽、气促。胸部 X 线检查示两肺弥散性混浊影；CT 扫描示两肺片状、对称性毛玻璃影，以胸膜下多见，与 ARDS 相似。多数患者有中至重度低氧血症，常发展至呼吸衰竭。AIP 的诊断要求有 ARDS 的临床症状及弥散性肺泡损伤（DAD）的病理表现。AIP 肺活检与 DAD 一致，包括渗出期、增生期和（或）纤维化期。典型病变呈弥散分布，但不同区域严重性有所不同。

（五）特发性闭塞性细支气管炎伴机化性肺炎（COP/iBOOP）

这是一种原因不明的临床病理综合征。本病通常发生于 50～60 岁的成年人，男女发病率接近。约 3/4 的患者在 2 个月内出现症状，表现似流感，如咳嗽、发热、不适、疲劳、体重下降等。查体常可闻及 velcro 啰音。肺功能变化以限制性通气障碍最为常见。休息和活动后，患者可出现低氧血症。胸部 X 线表现为两肺弥散分布的肺泡阴影，肺容积正常。HRCT 表现呈片状的气腔实变、毛玻璃影、小结节影，以及支气管壁增厚或扩张。其影像学变化特点为"五多一少"，即多发病灶、多种形态、多迁移性、多复发性、多双肺受累、蜂窝肺少见。组织学特征为小气道和肺泡管内过多的肉芽组织增生（增生性细支气管炎），伴周围肺泡的慢性炎症。肺泡腔内肉芽组织呈芽生状，由疏松的结缔组织包埋纤维细胞而成，可通过肺泡孔从一个肺泡扩展到邻近的肺泡，形成典型的"蝴蝶影"，本病患者对激素有良好反应，2/3 的患者可获临床治愈。

（六）淋巴细胞性间质性肺炎（LIP）

LIP 是 IIPs 中的少见类型，可通过单纯的淋巴细胞-浆细胞浸润与 DIP 和 UIP 鉴别。此外，肺泡腔内可发现淋巴细胞，沿淋巴道分布可见淋巴样细胞聚集，也可见血管中心部位出现这种淋巴细胞聚集。胸部 X 线与 HRCT 的特征性变化为小叶中心性小结节影，毛玻璃影，间质和支气管肺泡壁增厚，薄壁小囊腔。多数患者的发病与某种异常蛋白血症的形成（单克隆或呈多克隆丙球蛋白病）、干燥综合征（原发的或继发的）或 AIDS 有关。

九、治疗

目前，IPF 治疗除肺移植外尚缺乏令人满意的方法。药物治疗虽以抗纤维化为目的，但目前尚无任何一个治疗方案能改变或逆转 IPF 的纤维化性病变。因此,所有对 IPF 药物治疗的临床意义有限。

(一)药物治疗

1.以下药物或方案对 IPF 治疗无效

(1)糖皮质激素单药治疗。

(2)秋水仙碱。

(3)环孢素。

(4)糖皮质激素联合免疫抑制剂治疗。

(5)干扰素 γ-1b。

(6)波生坦。

(7)注射用重组人 2 型肿瘤坏死因子受体——抗体融合蛋白(益赛普)。

2.根据患者具体病情和意愿可以采用的药物和方案

(1)乙酰半胱氨酸、硫唑嘌呤和泼尼松联合治疗。

(2)乙酰半胱氨酸单药治疗。

(3)抗凝治疗。

(4)吡非尼酮治疗。

N-乙酰半胱氨酸(NAC)是谷胱甘肽的前体,后者为氧自由基清除剂。有循证医学资料表明,长期服用大剂量 NAC(600 mg,3 次/天)可延缓 FVC 和 dlco 的下降,目前在临床上该药已用于 IPF 的治疗。

吡非尼酮主要通过拮抗 TGF-β_1 来抑制胶原纤维的形成。临床资料表明,每天服用 1800 mg 的吡非尼酮可降低 IPF 患者肺功能下降的速度并减少急性加重事件的发生。对于达不到确诊标准的疑诊 IPF 患者,视情况可考虑先给以 3~6 个月糖皮质激素联合或不联合免疫抑制剂的治疗,观察疗效后再确定下一步的治疗方案。这样的策略是为了避免可能对上述方案有良好反应的其他间质性肺疾病失去了有效治疗的机会。

3.IPF 急性加重期

急性加重期可用糖皮质激素治疗。现普遍应用甲泼尼龙,起始剂量为每天 500~1000 mg,静脉滴注;连续 3 天后改为 1~2 mg/(kg·d),通常为每天 120 mg,分次静脉注射;以后改为每天泼尼松 40~60 mg 或甲泼尼龙 32~48 mg,口服,4~8 周后逐渐减至维持量。具体量及调整的速度应根据患者的病情及疗效而定。对于不同 HRCT 影像学分型的 IPF 急性加重,糖皮质激素的治疗效果有差异。按新出现磨玻璃/浸润影范围大小及分布区域分型,周边型治疗效果较好,而对多灶型或弥散型治疗效果差。

环孢素或环磷酰胺/硫唑嘌呤等免疫抑制剂治疗 IPF 急性加重的效果尚不能肯定,但在糖皮质激素治疗无效的情况下可考虑试用。

4.合并症的治疗

一般认为,对 IPF 患者合并的无症状胃食管反流进行治疗可能有益于 IPF 病情的稳定,因此多推荐治疗。

（二）非药物治疗

（1）对临床出现明显静息性低氧血症的 IPF 患者应给予长期氧疗。

（2）对因病情持续进展而致呼吸衰竭的 IPF 患者一般不建议使用机械通气。

（3）多数 IPF 患者应进行肺康复治疗。

（4）肺移植是目前治疗 IPF 最有效的手段。在充分评估患者预期寿命的基础上,对有条件者应积极推荐本项治疗方法。

第四节　急性呼吸衰竭

呼吸衰竭指各种原因引起的肺通气伴(或不伴)换气功能障碍,致静息状态下不能维持足够的气体交换,引起低氧血症伴(或不伴)高碳酸血症,进而引起一系列病理生理改变及相关临床表现的综合征。按发病急缓分为急性呼吸衰竭(ARF)和慢性呼吸衰竭(CRF),前者是指没有基础呼吸系统疾病的患者在某些突发因素(如严重肺疾病、创伤、休克、急性气道阻塞等)作用下引起的肺通气和(或)换气功能短时间内出现严重障碍而引起的呼吸衰竭。因机体不能快速代偿,若不及时抢救,会危及患者生命。

一、病因

呼吸系统疾病,如严重呼吸系统感染、急性呼吸道阻塞性病变、重度或危重哮喘、各种原因引起的急性肺水肿、肺血管疾病、胸廓畸形、外伤或手术损伤、自发性气胸和急剧增加的胸腔积液导致肺通气和(或)换气障碍;急性颅内感染、颅脑外伤、脑血管病变(脑出血、脑梗死)等直接或间接抑制呼吸中枢;脊髓灰质炎、重症肌无力、有机磷中毒及颈椎外伤等可损伤神经肌肉传导系统,引起通气不足。上述各种原因均可造成急性呼吸衰竭。

二、发病机制

发病机制目前主要有以下几个方面。

（一）通气不足

肺泡通气量下降可由呼吸泵功能损害或肺部病变所致的无效腔增大引起。正常成人在静息状态下有效肺泡通气量约为 4 L/min,才能维持正常的肺泡氧分压和二氧化碳分压。肺泡通气量减少会引起肺泡氧分压下降和二氧化碳分压上升,从而引起缺氧和二氧化碳潴留。

（二）通气/血流(V/Q)比例失调

正常情况下,肺部总的 V/Q 值为 0.8,肺组织通气(肺不张或实变等)或血液灌注(肺栓塞等)异常时,均可导致 V/Q 失调。通气异常时,V/Q<0.8,导致肺动脉的混合静脉血未经充分氧合便进入肺静脉,形成肺动静脉分流;血流灌注异常时,V/Q>0.8,使肺泡通气不能得到有效利用,增加无效腔量。V/Q 失调主要引起缺氧,一般无二氧化碳潴留。其原因主要是:①混合静脉血与动脉的氧分压差为 59 mmHg,比二氧化碳分压差(5.9 mmHg)大 10 倍。②由于血红蛋白的氧解离曲线特性,正常的肺泡毛细血管血氧饱和度已处于平坦阶段,即使通气量增加,虽然能够使肺泡氧分压增大,但血氧饱和度上升很少,难以代偿因肺部病变通气不足而导致的缺氧。

（三）肺内分流

肺血管异常通路大量开放或肺动静脉瘘导致血液未经气体交换而回到左心房,形成右向左分流。另外,肺泡萎缩、肺不张、肺水肿及实变等疾病时,静脉血没有接触肺泡进行气体交换而直接回流,引起肺动静脉分流增加,此时提高吸氧浓度并不能有效提高动脉血氧分压。分流量越大,通过吸氧提高动脉氧分压的效果越差。

（四）弥散功能障碍

气体弥散的速度取决于肺泡膜两侧气体分压差、气体弥散系数、肺泡膜的弥散面积、厚度和通透性,同时气体弥散量还受血液和肺泡接触时间及心排出量、血红蛋白含量、通气/血流比例的影响。

（五）氧耗量增加

氧耗量增加是加重缺氧的原因之一。发热、寒战、呼吸困难和抽搐均增加氧耗量。严重哮喘时,随着呼吸功的增加,用于呼吸的氧耗量可达到正常的十几倍。正常人在运动等耗氧增加时,通过增加通气量来提高氧分压以避免缺氧。而通气功能障碍的患者,氧耗量增加时会出现严重的低氧血症。

上述发病机制均可导致气体交换功能障碍,肺泡低通气可引起低氧血症,严重时可导致 CO_2 潴留。通气/血流比例失调是引起呼吸衰竭的主要机制,也是低氧血症的主要原因。

三、病理生理

呼吸衰竭时除呼吸系统异常外,缺 O_2 和 CO_2 潴留也会影响到各个系统,出现多个器官功能减退,酸碱平衡失调和电解质紊乱。

（一）缺氧

供氧不足时组织细胞通过增强氧的利用能力和增强无氧酵解过程以获取能量,同时造成乳酸堆积导致代谢性酸中毒。PaO_2 低于 30 mmHg 时细胞膜、线粒体和溶酶体受损伤,引起一系列复杂的代谢变化和机体组织的进一步损伤。缺氧时间过长导致氧自由基合成增加,清除自由基的超氧化物歧化酶(SOD)则减少。

1.缺氧对脑的影响

大脑占人体重量的 $2\%\sim2.5\%$,而氧耗量则占全身的 $20\%\sim25\%$,儿童高达 40%。脑组织的有氧代谢又占全部代谢的 $85\%\sim95\%$。因此,脑组织对缺氧非常敏感,大脑皮质尤甚。缺氧时脑细胞代谢立即发生障碍,ATP无法合成,钠钾泵失去动力,造成细胞内水肿和细胞外液钾离子浓度过高,从而引发一系列电生理变化,不能形成电活动,神经细胞失去产生和传导神经冲动的功能。短暂缺氧可引起毛细血管通透性增加和脑水肿,脑含水量增加 2.5% 则颅内压增加 4 倍。停止供氧可发生不可逆损伤。轻、中度缺氧可引起中枢激惹,兴奋性增强。重度缺氧则抑制中枢,以至昏迷。

2.缺氧对循环系统的影响

心脏耗氧量也较大,约 10 mL/(100 g·min),其中 2/3 用于心脏收缩,1/3 用于代谢功能。急性缺氧使心排出量增加,心脑血管扩张(受局部代谢产物的影响)、其他内脏血管收缩(交感神经兴奋)。心肌对缺氧十分敏感,早期轻度缺氧即可有心电图的异常表现。缺氧时间过长则引起心肌不可逆损伤,如脂肪性变、小灶性坏死及出血等,心排出量下降。缺氧同样引起心肌及传导细胞内外钠、钾、钙离子分布紊乱,导致心律失常发生。缺氧时还可发生某些递质释放增多,如组胺、5-羟色胺、血管紧张素Ⅱ、前列腺素类(包括白三烯)、血小板活化因子、心房肽、血栓素等。其总效应可引起肺血管的收缩,加上缺氧时肺血管自身调节性痉挛、血管平滑肌的增生、内源性内皮细胞松弛因子的减少等综合因素,导致肺动脉高压和肺心病。

3.缺氧对呼吸系统的影响

PaO_2 低于 60 mmHg 刺激颈动脉窦和主动脉弓化学感受器反射性兴奋呼吸、加强通气,具有代偿意义。长期缺氧化学感受器敏感性降低,反射性兴奋呼吸中枢的作用变得迟钝,肺通气量减少。缺氧对呼吸中枢的直接作用是抑制作用,当氧分压小于 30 mmHg 时,此作用可大于反射性兴奋作用而使呼吸抑制。

4.缺氧对肾脏的影响

缺氧可引起肾功能减退,出现少尿、氮质血症、水电解质失调。随着缺氧的改善,肾功能可以完全恢复。

5.缺氧对血液系统的影响

短暂缺氧对血液系统影响不大,长期缺氧可刺激肾脏产生肾性红细胞生长因子,再作用肝脏合成的促红细胞生成素原转变为促红细胞生成素,促进骨髓造血功能,使红细胞增多,增强氧的运输能力。但红细胞过多,加上缺氧时红细胞体积增大,变形能力差,脆性增加,血小板聚集性增强及缺氧时血管内皮细胞损伤等,可使血液黏滞性增强,易发生血栓,严重者导致弥散性血管内凝血(DIC)。

6.缺氧对肝脏、消化系统的影响

轻度缺氧可使血清升高,多为功能性改变,缺氧纠正后肝功能可恢复正常。严重缺氧可发生肝小叶中心肝细胞变性、坏死,甚至大块坏死。严重缺氧胃壁血管收缩,胃黏膜屏障作用降低,胃酸分泌增多,胃黏膜由于缺血及胃酸的作用发生糜烂、坏死、出血与溃疡。

7.缺氧对呼吸肌功能的影响

缺氧对呼吸肌的影响主要是膈肌。呼衰时膈肌负担加重,供氧又不足,加上酸中毒,气道阻力增加,营养不良,很易产生膈肌疲劳。膈肌疲劳后肺通气进一步降低,形成恶性循环。

(二)二氧化碳潴留(高碳酸血症)

CO_2 潴留对机体的影响,不仅取决于体内 CO_2 过剩的量,而且取决于 CO_2 潴留发生的速度。快速发生的 CO_2 潴留可致全身器官功能紊乱,而 O_2 缓慢上升,机体可发挥代偿功能。

1.CO_2 潴留对中枢神经系统的影响

正常时脑脊液的 pH、碳酸氢盐(HCCV)低于动脉血,CO_2 却高于动脉血。这是因为脑脊液中碳酸酐酶含量极少,不易形成 HCO_3^-。CO_2 脂溶性强,易透过血脑屏障使脑脊液 CO_2 浓度升高,pH 下降,引起脑细胞功能和代谢紊乱,出现神经精神症状,临床上称之为"肺性脑病"。CO_2 潴留引起的血管扩张、酸中毒及缺氧共同所致脑水肿也参与"肺性脑病"的发病。

2.CO_2 潴留对循环系统的影响

CO_2 升高时心率加快,心排出量增加,血压上升。这与 CO_2 刺激交感神经以及过度通气增加静脉回流有关。CO_2 潴留使 H^+ 浓度增高,毛细血管前括约肌对儿茶酚胺的反应性降低而松弛,毛细血管床开放,又使回心血量减少,从而降低血压。H^+ 竞争性地抑制 Ca^{2+} 与肌钙蛋白结合亚单位结合,又使心肌收缩力下降。当 pH 在 7.4~7.2 时,酸中毒对循环系统的抑制作用与 CO_2 刺激交感神经的升压作用相抵消,心功能变化不大。当 pH 小于 7.2 时,心肌收缩力减弱,心排出量下降,最终导致血压下降,严重者出现休克或心力衰竭。所以 pH 小于 7.2 时,就应采取措施予以纠正。

3.CO_2 潴留对呼吸系统的影响

CO_2 是呼吸中枢的兴奋剂,轻度 CO_2 潴留可使肺通气量明显增加。当 $PaCO_2$ 大于 80 mmHg 且持续时间较长时,化学感受器敏感性和反应性降低,出现呼吸抑制。

4.CO_2 潴留对酸碱平衡的影响

碳酸(H_2CO_3)和 HCO_3^- 是人体重要的缓冲系统。$H_2CO_3 = 0.03 \cdot PaCO_2$,0.03 为 CO_2 的溶解系数。$PaCO_2$ 升高,pH 则降低,出现呼吸性酸中毒。

5.CO_2 潴留对电解质的影响

呼吸性酸中毒时,细胞外液 H^+ 增高,H^+ 进入细胞内与 K^+ 交换,一般 3 个 H^+ 可置换 2 个 Na^+ 和 1 个 K^+ 导致高钾血症。急性 CO_2 潴留时,肾脏尚未产生 HCO_3^- 来代偿,Cl^- 可无明显变化。长期 CO_2 潴留,HCO_3^- 代偿性升高,由于 Cl^- 与 HCO_3^- 是细胞外液的主要阴离子,两者之和是一个常数,HCO_3^- 的增高必导致低 Cl^- 血症。

四、临床类型与表现

根据病理生理学改变及血气分析可分为 I 型呼吸衰竭和 II 型呼吸衰竭两种类型。

I 型呼吸衰竭(也称低氧血症型呼吸衰竭)主要是换气功能障碍所致的低氧血症,不伴有 CO_2 潴留,血气分析特点是 $PaO_2 < 60$ mmHg,$PaCO_2$ 降低或正常。该类型的呼吸衰竭临床表现是动脉低氧血症和组织缺氧共同作用的结果。动脉低氧血症通过刺激颈动脉窦化学感受器增加通气,引起呼吸困难、呼吸急促及过度通气等表现,患者出现肢体末梢、口唇黏膜发绀,发绀程度取决于血红蛋白浓度及患者灌注状态。严重时精神状态明显改变,表现为嗜睡、昏迷、抽搐,甚至永久性低氧性脑损害。低氧时交感神经兴奋,引起心动过速、出汗、血压升高。而重度低氧血症时可出现血乳酸明显升高、心动过缓、低血压、心肌缺血、心律失常等表现。

II 型呼吸衰竭(也称高碳酸血症型呼吸衰竭)是肺泡通气不足引起的低氧血症,合并有 CO_2 潴留,血气分析特点是 $PaO_2 < 60$ mmHg,伴 $PaCO_2 > 50$ mmHg。急性高碳酸血症影响中枢神经系统功能,动脉血中 CO_2 急性升高将导致脑脊液中 pH 降低,抑制中枢神经系统功能。而慢性高碳酸血症中枢抑制状态及临床表现与 $PaCO_2$ 无明显关系,而与低 pH 相关。可出现幻觉、昏睡、躁动、言语不清、视盘水肿等表现。

严重呼吸衰竭对肝、肾功能都有影响,部分病例可出现丙氨酸氨基转移酶与血尿素氮升高。也可导致胃肠道黏膜屏障功能损伤,肠道黏膜充血水肿、糜烂渗血或应激性溃疡,引起上消化道出血。

五、诊断

根据患者急、慢性呼吸衰竭基础病的病史,加上缺氧或伴有高碳酸血症的临床表现,结合有关体征,诊断并不难。动脉血气分析能客观反映呼衰的性质及其程度,并在指导氧疗、呼吸兴奋剂和机械通气各种参数的调节,以及纠正酸碱失衡和电解质紊乱均有重要价值,动脉血气分析为必备检测项目。

急性呼吸衰竭患者,只要动脉血气分析证实 $PaO_2 < 8$ kPa(60 mmHg),常伴 $PaCO_2$ 正常或偏低,$PaCO_2 < 4.67$ kPa(35 mmHg),则诊断为 I 型呼吸衰竭,若伴 $PaCO_2 > 6.67$ kPa(50 mmHg)即可诊断为 II 型呼衰。若缺氧程度超过肺泡通气不足所致的高碳酸血症,则为混合型或 III 型(I 型+II 型)呼衰,但需排除解剖性右至左的静脉血分流性缺氧和因代谢性碱中毒致低通气引起的高碳酸血症。

要重视对原因不明气急患者做动脉血气分析,如 $PaO_2 < 8$ kPa(60 mmHg)、$PaCO_2 < 67$ kPa(35 mmHg)、pH > 7.45,则要对患者进行重复动脉血气分析。

六、治疗

急性呼吸衰竭由于病情轻重不一,并发症多少各异,十分复杂。有人认为治疗呼吸衰竭比治疗其他器官的衰竭要困难得多。不但应当知道其治疗原则,还应熟悉其治疗机制、各种仪器的操作方法、各类治疗之间如何配合,并监测好患者对治疗的反应,随时纠正治疗方案,做到迅速、果断、正确。

(一)保持呼吸道通畅

对于任何类型的呼吸衰竭,保持呼吸道通畅是最基本、最重要的治疗措施,方法如下。

(1)患者昏迷时,仰卧位,头后仰,托起下颌并将口腔打开。

(2)清除气道内分泌物。

(3)若以上方法不奏效时应建立人工气道。若患者有支气管痉挛,需积极使用支气管扩张药物。

(二)氧疗

吸氧的目的是提高 PaO_2,这是治疗呼吸必要的手段,而且简捷、快速、有效。氧疗也是一种治疗用药,应遵循正确的治疗原则和方法。急性呼吸衰竭严重缺氧时可引起死亡,应立即给高浓度吸氧,然而紧急情况稳定后必须将吸氧浓度调节到纠正缺氧的最低水平,因为长时间吸入高浓度(FiO_2 60%超过 24 小时)可引起氧中毒,且可抑制巨噬细胞功能和黏液纤毛清除功能。慢性 II 型呼吸衰竭伴有 CO_2 潴留,高浓度吸氧使 PaO_2 明显升高,可使低 O_2 对化学感受器的刺激减弱,通气量降低,导致 $PaCO_2$ 进一步升高。故应以低浓度给氧($FiO_2 = 0.25 \sim 0.3$)使 SaO_2 达 90%即可。一时性 $PaCO_2$ 升高不一定有碍病情好转,CO_2 潴留的症状往往是可逆的,严重缺氧则可致不可逆损伤。所以在给氧纠正缺氧与 CO_2 潴留加重矛盾时,应首先纠正缺氧。对 PaO_2 仅低度升高就使 $PaCO_2$ 明显上升的病例,可考虑应用其他措施,如呼吸兴奋剂、消除呼吸道分泌物、建立人工气道实施机械通气、保持气道通畅、支气管扩张剂等,不可以降低 PaO_2 来换取 $PaCO_2$ 的降低。

低浓度氧疗及伴有 CO_2 潴留者,可用鼻塞、双鼻孔细管给氧,不影响进食和谈话。不伴有 CO_2 潴留及需高浓度氧疗者则以通气面罩,注意 II 型呼衰者不宜用面罩给氧,因面罩增加残腔量,呼出的 CO_2 部分又重新吸入,导致 PaO_2 和 $PaCO_2$ 升高。建立人工气道者给氧,可将头皮针塑胶细管(外径 2 mm)插入导管内,不可用粗鼻导管插入,这样可堵塞人工气道,增加通气阻力,导致通气不足及增加呼吸功。

(三)支气管扩张剂的应用

呼吸衰竭常有支气管痉挛、气道分泌物增多、气道水肿,所以在呼吸衰竭的治疗中,常规应用支气管扩张剂。常用药物种类有 β_2 受体激动剂、糖皮质激素、氨茶碱、M 受体阻断剂(溴化异丙托品)等。

(四)保持呼吸道通畅

呼吸道分泌物较多时,应及时采取措施消除,如湿化痰液(湿化空气、雾化吸入祛痰剂)、体位引流、机械拍击、吸痰等。上述方法不奏效时,也可采用纤维支气管镜深部吸引或建立人工气道充分湿化后再行吸引。

(五)呼吸兴奋剂的应用

轻度呼吸衰竭患者应用呼吸兴奋剂可改善通气状况,重症患者往往分泌物堵塞、气道炎性水肿、支气管痉挛,此时应用呼吸兴奋剂只增加呼吸肌做功和氧耗,并不能提高肺泡通气量。急性呼吸衰竭呼吸中枢兴奋性较强,更不宜使用。故呼吸兴奋剂的应用应根据临床实际,权衡利弊,灵活掌握,大多不作为常规用药。

(六)建立人工气道和机械通气

经上述紧急处理病情不缓解或突然意识丧失、呼吸微弱,估计经药物治疗短时间内不能纠正严重缺氧和 CO_2 潴留,有生命危险或影响预后以及气道分泌物较多,一时难以消除者应考虑立即建立人工气道。

1.口咽导管

对麻醉过深、镇静过量或中毒、脑血管意外等昏迷的患者,由于咽、软腭及舌后部肌肉失去张力致舌根后坠、堵塞上呼吸道,可插入口咽导管以暂时改善通气。因导管细短,不能有效清除分泌物,且不能实施机械通气,只能短时间应用。

2.气管插管

气管插管是人工气道最常用的方法,有经口、经鼻两种途径。经口插管操作较简便、快速,成功率高,但患者不易耐受,口腔分泌物不易消除,且保留时间短,多不超过 10 天,适用于病情危重,随时有呼吸心跳停止或已经停止的患者。经鼻可盲插或借助喉镜、纤维支气管镜的引导沿后鼻道插入,操作上较有难度、费时,成功率低,管腔内径较细,不利于吸痰,但导管易固定,患者易耐受,可维持较长时间是其优点。适用于病情相对较轻,有足够的时间进行操作,以及带管时间长的患者。插入后要检查两肺是否等同通气,过深可进入右侧主支气管,造成左侧肺无通气,过浅则气囊不能有效堵塞气管而使机械通气时漏气或气体进入消化道,而且容易脱管,理想的位置是管端在隆突上 2～5 cm 处。

3.气管切开

气管切开是人工气道的最终手段,可重复操作性低,且有感染、出血、气管损伤等并发症。因此,对气管切开应持慎重态度,其适应证为:①需建立较长期(大于 3 周)的人工气道。②有大量分泌物生成聚积,经气管插管难以吸出。③上呼吸道梗阻,如咽喉创伤或灼伤。④患者不耐受插管或插管失败。气管切开置管残腔小,便于吸痰,可长期留置,固定容易。

建立人工气道后,失去了鼻咽部对吸入气的加温、湿化、净化功能。所以患者的吸入气要人工净化、加温及湿化,应用呼吸机者可调节呼吸机相关参数以达到类似鼻咽部的效果。人工气道口开放者要注意患者周围空气的消毒、净化、加温及加湿,必要时经人工气道口向气管滴入生理盐水,每天 100～200 mL。湿化好的标志为气道通畅,痰液稀薄而易于吸出。

4.机械通气治疗

机械通气的目的是维持必需的肺泡通气量和纠正低氧血症或严重的 CO_2 潴留,它能在最短的时间内改善患者的通气和氧合状态,使患者尽快脱离致死的血气环境,在外界力量的帮助下机体恢复到呼吸衰竭前的氧合通气状态,使各器官功能正常维持,为治疗原发病提供时间保证。近 20 年来呼吸机的性能日益完善,人们对呼吸生理和机械通气理论的认识不断加深。操作水平不断提高,各种多功能呼吸机和通气模式增加了临床医师结合病情进行选择的机会,也显示了良好的临床效果。总的看来,通气模式分全部通气支持(FVS)和部分通气支持(PVS)。前者含容量控制(VC)和压力控制(PC)等,由呼吸机提供所需通气量,患者不需自己做功,后者有间歇指令同步通气(SIMV)和压力支持通气(PSV)等模式。一般地上机后 12～24 小时内宜采用 FVS,让患者充分休息,待血气改善,原发病好转,呼吸功能趋于恢复时,实施 PVS,锻炼自主呼吸功能,最后撤离呼吸机,完成机械通气的使命。

5.抗感染治疗

呼吸衰竭常因感染引起或继发感染,故应常规给抗感染治疗。理论上应根据微生物培养和药物敏感实验选用抗生素,但一则时间不能等待;二则由于技术原因培养结果仍需结合临床资料做出合理的判断。痰革兰染色检查快速、简单,虽不能确定细菌种类,但大致上可判断是哪类细菌感染。另外尚可根据患者临床表现、痰色、痰量、气味、发病季节、医院内、医院外感染、病史长短、治疗经过等资料来初步估计感染的病原体。如院外感染以肺炎球菌、流感嗜血杆菌、大肠埃希菌为主,长期应用广谱抗生素治疗,感染仍严重者可能是产生 β 内酰胺酶的耐药细菌或继发真菌感染。根据临床估计的可能病原体,选择 1～2 种具有协同作用的敏感抗生素给予治疗。治疗 2～3 天无效者需及时调整。

6.病因治疗及对症治疗

病因治疗是呼吸衰竭治疗的根本。除抗感染外,如合并心衰、心律失常、休克、肝肾功能障碍、酸碱平衡失调都应认真及时纠正。药物中毒、神经肌肉病变、支气管哮喘、气胸等引起急性呼吸衰竭的病因不消除,其治疗呼吸衰竭将毫无结果。所以,对于急性呼吸衰竭在紧急纠正缺氧和 CO_2 潴留等危及生命因素的同时,认真检查寻找引发急性呼吸衰竭的病因和影响呼吸衰竭转归的并发症、伴发症,予以祛除。

第二章　消化内科疾病

第一节　食管腐蚀伤

食管腐蚀伤是指因为误服或自杀等原因口服腐蚀剂,如强酸、强碱等造成食管的化学性灼伤。常见的腐蚀剂大致可分为酸和碱两类。酸类常见的有浓盐酸、硫酸、硝酸、碳酸等;碱类主要有苛性钠、钾以及农村用作肥料的氨水、漂白粉、生石灰等。过氧乙酸、管道清洁剂、去垢剂等是容易被误服的腐蚀剂。碱性腐蚀剂有强烈的吸水性,它能溶解组织蛋白和胶质,与脂肪起皂化作用,从而导致黏膜水肿、溃疡和组织液化坏死,甚至可能引起食管穿孔。酸性腐蚀剂可使组织脱水,蛋白质与角质溶解或凝固,凝固的坏死物可阻碍腐蚀剂向深层组织渗透,呈界限明显的组织损伤,其水肿程度较轻,因此,强碱对食管的损害较强酸为严重。

一、临床表现

吞服腐蚀剂后患者即感口腔、咽喉及胸骨后有烧灼感或剧痛,常伴有恶心、呕吐、咽下困难及吞咽痛,严重病例可出现高热、呕血、休克等。声门区损伤可引起声嘶或失音的症状,若腐蚀性物质引起喉头水肿,可出现呼吸困难。食管穿孔时常有胸骨后剧痛、纵隔积气、积液和炎症表现。1～2周后急性炎症过后,食管黏膜水肿消退、坏死黏膜脱落,会使食管有不同程度的再通,患者吞咽困难症状可得到缓解;此后,吞咽痛逐步减轻,2～3周开始形成瘢痕,出现食管梗阻症状,并渐趋严重,根据狭窄程度的不同,其症状严重程度亦有不同,重者唾液也难以吞咽,咽下的食物积存在食管狭窄上方,因反流误吸入肺而引起肺部感染。长期不能进食,可致营养不良,患者表现为消瘦、贫血等,甚至出现恶病质,危及生命。

食管黏膜的损害程度与腐蚀剂的化学性质、剂量、浓度、吞服时间长短有关,轻者仅表现为黏膜表浅的充血、水肿,在脱屑期以后约10天痊愈,不留瘢痕。重者可导致黏膜糜烂、溃疡、出血,甚至穿孔,后者多数发生在腐蚀剂停留最久的部位,如食管的生理性狭窄处,形成较重的灼伤,穿孔后可造成化学性纵隔炎,可能很快导致死亡。

二、诊断

一般根据病史和症状常可作出诊断,当各种腐蚀剂接触口腔黏膜及咽喉黏膜时,可发生不同颜色灼痂,如醋酸可见黏膜有白色灼痂,硝酸致深黄色灼痂,盐酸可见灰棕色灼痂,硫酸致黑色灼痂,强碱则导致黏膜透明水肿等。这些都是有助于各类腐蚀剂的鉴别。早期内镜检查对评估食管损伤的程度和指导进一步的处理有帮助,根据食管及胃腐蚀性灼伤的程度可以分为三度:Ⅰ度仅累及食管黏膜层,表现为黏膜充血、水肿、红斑,因为不累及肌层,很少造成瘢痕性食管狭窄,经脱屑期以后7～8天而痊愈。Ⅱ度烧伤穿透黏膜层和黏膜下层,累及肌层,未累及食管周围或胃组织,表现为渗出、水疱、弥漫性出血或溃疡,可有伪膜形成。食管失去弹性和蠕动,大多3～6周内形成食管瘢痕狭窄。Ⅲ度累及全层,内镜下可见灰白色或黑色的凝固坏死伴中心性出血和焦痂形成,严重者可累及周围组织,常有食管穿孔可能。形成瘢痕后常致重度狭窄。

三、治疗

1.急性期处理

急性期无食管或胃穿孔时,应立即给予蛋清或植物油等以保护食管黏膜,使用缓冲剂稀释腐蚀剂,如强碱可用柠檬汁、橘子汁,强酸可用牛奶、豆浆,但忌用苏打水中和,以免产生气体,增加消化道穿孔可能。暂停或减少进食,使食管得以休息。静脉补液补充机体足够水分及营养,剧痛时可给予镇静止痛剂,但吗啡、杜冷丁(哌替啶)不能常规应用,以免遮盖穿孔的临床表现,造成假象而延误治疗。为防止感染,可酌用抗生素。大多数人主张早期应用皮质激素治疗可以抗炎,减轻局部水肿和疼痛,还可抑制纤维组织增生,预防食管瘢痕形成,使患者较早开始进食,而进食又是食管自身扩张的最好办法,但当狭窄已开始形成时,应用激素无效。

2.瘢痕期处理

灼伤后的2～3周,组织愈合,瘢痕开始形成,遂出现吞咽困难,此时应作食管X线检查,如发现有早期瘢痕狭窄征象,应在狭窄形成过程中适时行食管扩张术。一般3周后拔出,同时应用皮质激素和抗生素。对于形成食管狭窄的患者,如狭窄段较短,且不特别严重者,可用探条或球囊扩张;如狭窄段较长,且狭窄程度严重,扩张治疗效果较差者,可考虑外科手术治疗。

第二节　急性胃炎

一、概述

急性胃炎是由各种有害因素引起的胃黏膜或胃壁的炎症。急性起病,发病率高,大部分患者经过治疗能在短期内治愈,少数留有后遗症。其主要病损是糜烂和出血,故常称为糜烂出血性胃炎。糜烂是指黏膜破坏不穿过黏膜肌层,出血是指黏膜下或黏膜内血液外渗而无黏膜上皮破坏,常同时伴有黏膜水肿和脆弱。黏膜病理改变分为急性单纯性胃炎和急性糜烂出血性胃炎;按发病部位分为胃窦炎、胃体炎及全胃炎。

二、诊断

(一)症状

因酗酒、刺激性食物引起的,多有上腹部不适、疼痛、食欲减退、恶心、呕吐等。由致病微生物及其毒素引起者,常于进食数小时或 24 小时内发病,多伴有腹泻、发热和稀水样便,称急性胃肠炎。重者有脱水、酸中毒和休克等表现。药物及应激状态引起者常以消化道出血为主要表现,患者多有呕血和黑便,出血也可呈间歇发作,出血量大者可发生低血容量性休克。

(二)体征

(1)患者一般可有上腹部压痛。

(2)有呕血和(或)黑便者可有血压下降、脉搏增快。

(3)如有急性化脓性胃炎,可有腹部明显压痛、局部肌紧张等腹膜炎征象。

(三)检查

1.实验室检查

(1)血常规:如有出血,则有不同程度的贫血;如细菌感染所致,可有白细胞计数及中性粒细胞增高。

(2)便常规:如有出血灶,则肉眼见黑便,大便隐血阳性;如并发腹泻,大便中可见有脓细胞和红细胞。

2.特殊检查

胃镜及活检为确诊本病的主要方法,急诊胃镜可见多发性糜烂、出血灶、多发浅表溃疡及黏膜水肿等表现。一般出血后 24～48 小时内进行该项检查,可明确本病诊断。

(四)诊断要点

(1)常有不洁饮食、服用药物、酗酒、应激等为本病的明确诱因。

(2)有上腹疼痛、胀满不适、食欲不振等症状。

(3)急诊胃镜证实有急性胃炎。

(4)发现有呕血和(或)黑便,则诊断为急性糜烂出血性胃炎。

(5)如有发热、腹泻,则可诊断为急性胃肠炎。

(6)查体可有上腹部或脐周压痛,肠鸣音亢进。

(7)实验室检查出血者大便潜血阳性,感染者白细胞增多。

(8)胃镜检查可见胃黏膜局限性或弥漫性充血、水肿、糜烂。有出血者常见黏膜散在点片状糜烂、新鲜出血或血痂、黏液分泌增加、黏液中有新鲜或陈旧性血液。

(五)鉴别诊断

本病主要与消化性溃疡鉴别,后者有慢性、周期性、节律性上腹痛等病史,可以急性上消化道出血为首发症状,急诊胃镜可有助于明确诊断。同时本病应与急性胆囊炎、胆管炎、急性阑尾炎、肠梗阻、心肌梗死等相鉴别。

三、治疗

(一)一般治疗

嘱患者避免进食不洁食物、酗酒。去除病因是治疗的前提应针对原发疾病和病因采取防治措施,对有一些严重疾病如呼吸衰竭、心力衰竭、弥散性血管内凝血、严重颅脑创伤、脑血管意外等危重患者,可预防性给予 H_2 受体拮抗剂或质子泵抑制剂,以防患于未然。如有大量水分丢失,则应补充水和电解质,维持酸碱平衡。

(二)药物治疗

1.抑酸治疗

可选用 H_2 受体拮抗剂,如雷尼替丁 150 mg,每天 2 次,口服;或法莫替丁 20 mg,每天 2 次,口服。亦可选用 PPI,如奥美拉唑(洛赛克)20 mg,每天 1 次,口服;或兰索拉唑 30 mg,每天 1 次,口服;或埃索米拉唑 40 mg,每天 1 次,PPI 一般均为清晨空腹口服。不能口服者,可静脉应用上述药物,如法莫替丁 20 mg 加入 5% 葡萄糖注射液 500 mL 中静脉滴注,或奥美拉唑(洛赛克)40 mg 静脉缓慢推注。PPI 应用的不良反应较少,但亦应注意,孕妇和哺乳期妇女慎用。

2.胃黏膜保护治疗

硫糖铝 1 g,每天 3~4 次,餐后口服;或硫糖铝混悬液 10 mL,每天 3 次,口服;或胶体次枸橼酸铋钾(枸橼酸钠钾)110 mg,每天 4 次,口服;米索前列醇 200 μg,每天 4 次,餐前和晚睡前口服。硫糖铝常见的不良反应是便秘;铋剂的不良反应则有口内金属味、便秘、皮疹等;米索前列醇是一合成的前列腺素类似物,其主要不良反应是腹痛、腹泻,孕妇和对前列腺素过敏的患者禁用,有冠状动脉和脑血管病变者慎用。

3.对症治疗

恶心、呕吐者,可用甲氧氯普胺(胃复安)10 mg,肌内注射;有上腹痛者,可用山莨菪碱(654-2)10 mg,加入 5% 葡萄糖氯化钠注射液 500 mL 中,静脉滴注;如有发热、大便中有脓细胞和红细胞,则可应用抗感染治疗,如甲硝唑(灭滴灵)1 g 加入 5% 葡萄糖氯化钠注射液 500 mL 中静脉滴注,环丙沙星(西普乐)0.2 g,每天 2 次,静脉滴注;如有腹泻者,可用小檗碱 0.3 g,每天 3 次,口服。对腐蚀性胃炎主要予以对症治疗,可用蛋清保护胃黏膜;如强酸腐蚀可用适量弱碱液口服,忌洗胃。

4.消化道出血治疗

有呕血和(或)黑便等出血者,即应安排患者住院进一步治疗。立即予以补液补充血容量,奥美拉唑(洛赛克)40 mg,静脉缓慢推注;去甲肾上腺素 4 mg 加入 0.9% 氯化钠注射 50 mL,每小时 1 次,口服;或凝血酶 1 支,每小时 1 次,口服。若血红蛋白<70 g/L,收缩压<90 mmHg(12 kPa),可输成分血、全血、血浆等,如输血(成分血、全血、血浆)200~400 mL,静脉滴注。

(三)手术治疗

化脓性胃炎经抗生素治疗无效,或有穿孔、腹膜炎等情况时,应及时手术切除。

四、病情观察

1.诊断明确者

应观察对症治疗后腹痛、恶心、呕吐、腹泻等症状是否缓解,并评估治疗效果;如治疗效果不佳,则应仔细分析患者症状、体征、相关检查,调整治疗方案。有呕血和(或)黑便者,紧急处理后应予以留观或住院治疗,并积极补充血容量和止血治疗,密切观察患者生命体征是否稳定,注意观察治疗是否有效,是否继续出血,大便隐血是否转阴。对因呼吸衰竭等严重疾病而引起的急性胃黏膜损害,还应注意观察原发疾病相关治疗后病情变化。

2.诊断不明确者

应告知患者或其亲属有关急性胃炎的临床特点、诊断方法、治疗原则。如病情需要行内镜检查,应建议患者及早检查,以明确病因,患者因病情严重而无法行内镜检查者,应先予以积极的对症、支持治疗,并观察治疗效果。

五、病历记录

1.门急诊病历

详尽记录患者就诊时腹痛、呕吐的特点,有无腹泻、发热等症状;以呕血、黑便就诊者,应记录呕血、黑便的次数,并做出血量的初步估计,应记录有无血压、脉搏、尿量改变。记录发病前有无进食不洁食物,酗酒、服药等病史。记录有无心功能不全、肺心病、烧伤、颅脑手术等基础疾病。辅助检查记录血常规、便常规、急诊内镜等检查结果。

2.住院病历

以呕血和(或)黑便入院治疗的,应详细记录治疗后相应的病情变化,如实记录患者的外周循环血容量是否稳定,治疗后是否改善。原有心、肺、肾功能不全等基础疾病的,则应记录这些基础疾病治疗后的病情演变,需输血或须行急诊内镜检查的,应记录与患者家属的谈话过程,并签署知情同意书。

六、注意事项

1.医患沟通

经治医师应如实告知患者或其亲属有关急性胃炎的特点、诊断依据及方法、治疗措施等,以便患者及家属能配合治疗。对急性应激所致的急性胃炎,应告知原发疾病在急性胃炎发病中的作用及强调治疗原发病的重要性。如需长期服用NSAIDs,应劝患者同时服用胃黏膜保护剂或质子泵抑制剂。对以呕血和(或)黑便为主要表现而就诊者,应告知患者或家属有关内镜检查的目的、过程、有关风险等,以得到患者或家属的同意、理解。治疗时,一般应确定个体化的治疗方案。有关治疗效果、治疗中出现并发症、需调整治疗方案或需手术治疗的,应及时告知患者或其亲属。如有输血指征,则应告知患者输血的必要性、风险等,并应签署知情同意书。

2.经验指导

(1)本病临床表现不一,多数患者可无症状,或症状被原发疾病所掩盖。有症状者主要为上腹痛、饱胀不适、恶心、呕吐和食欲不振等。急性应激或摄入非类固醇消炎药(NSAIDs)所致急性糜烂出血性胃炎可以呕血和(或)黑便为首发症状。进食被沙门菌、葡萄球菌等污染的食物引起的急性胃炎常伴有腹泻,沙门菌感染引起本病往往以腹泻为主,上腹部症状相对较轻;而葡萄球菌所致本病则以上腹不适,恶心、呕吐为主,腹泻较轻;急性幽门螺杆菌感染引起的急性胃炎常无症状,即使有症状,亦无特异性,临床上诊断较为困难。

(2)本病诊断常根据患者有进食不洁食物等病史,有上腹痛、饱胀不适、恶心、呕吐等典型的症状而做出;如伴有腹泻、发热,则为急性胃肠炎。急性糜烂出血性胃炎的确诊有赖于急诊胃镜检查,一般应在出血后24～48小时内进行,可见到以多发性糜烂、浅表溃疡和出血灶为特征的急性胃黏膜损害,急性应激所致的胃黏膜病变以胃底、体为主,而摄入 NSAID 或乙醇所致的胃膜病变则以胃窦部为主。

(3)一般的急性胃炎治疗以对症治疗为主,多数患者治疗有效。治疗时,应注意的是,患者如有剧烈呕吐、大量液体丢失,应予以补液,纠正水、电解质紊乱;如有腹痛,则予以解痉治疗;伴有腹泻、发热者,应加用抗生素治疗,抗生素的选用较容易,如甲硝唑、氨基糖苷类、喹诺酮类药物,注意有无抗生素过敏及应用的不良反应。

(4)对急性应激或 NSAID 所致的急性糜烂出血性胃炎,患者应住院治疗。首先应针对原发病和病因来采取防治措施,服药者应停药,同时积极地予以补液、抑酸、止血等治疗,如有输血指征,则应予以输血。值得指出的是,患者以呕血和(或)黑便就诊时,可先简单询问病史,待紧急处理后再详细询问病史,如血压不稳定或脉压缩小,则应先予建立静脉通路,补充血容量;内科治疗效果不佳,出血未能控制时,应请外科医师会诊,予以手术治疗。治疗过程如有病情加重,则应随时请示上级医师以指导抢救治疗。

第三节　胃黏膜巨肥症

胃黏膜巨肥症又称巨大胃黏膜肥厚病,是一种由于胃黏膜过度增生所致胃体黏膜皱襞肥厚巨大的疾病,少见且病因不清。它包括 Menetrier 病和肥厚性高酸分泌性胃病,有人把它归于蛋白丢失性胃肠病。

一、病理

Menetrier 病的特点是胃体黏膜皱襞巨大扭曲呈脑回样,为表层和腺体的黏液细胞增生所致,使胃小凹延长扭曲,在深处有囊样扩张并伴有壁细胞和主细胞的减少,胃窦一般正常。肥厚性高胃酸分泌胃病的特点是胃体黏膜全层包括胃腺体在内肥厚增大,壁细胞和主细胞显著增多,常同时伴有十二指肠溃疡。

二、诊断

1.临床表现

主要症状为长期腹痛、食欲缺乏、呕吐、腹泻和体重减轻,伴胃糜烂或溃疡者可引起出血,低蛋白血症严重者可出现水肿和腹水。

2.实验室检查

血清蛋白量减小,其中清蛋白和球蛋白均减低。胃液分泌功能试验常显示低酸,少数患者胃液分泌增多。

3.特殊检查

X线钡餐检查示胃黏膜皱襞巨大屈曲,常有息肉样充盈缺损,以胃大弯最为明显。胃蠕动波减少,排空延迟。内镜下可见黏膜皱襞巨大,其表面不规则,呈大小不等结节样或息肉样改变。胃内注气后,皱襞仍粗大,黏膜表面有大量白色黏液附着,有时可见糜烂和出血。

4.诊断要点

本病无特征性临床表现,有水肿、低蛋白血症,伴上腹不适者,应考虑本病的可能,确诊需靠X线、胃镜检查及胃黏膜活检。

5.鉴别诊断

与淋巴瘤、结核、肉瘤、白血病及浸润性胃癌所致的胃黏膜皱襞增厚相鉴别。

三、治疗

本病病因不明,无特效治疗。轻症者不需特殊治疗,应定期随访。有蛋白丢失者给予高蛋白饮食。伴糜烂和溃疡者,应给予制酸剂和如 H_2 受体拮抗药。若胃液分泌过多,可给予抗胆碱能药物如丙胺太林、阿托品等,可减少胃液分泌及蛋白丢失。若内科治疗无效时,可考虑外科手术治疗。

第四节 药源性胃病

胃的生理功能主要是暂时储存食物及对食物进行初步消化,这对药物也是一样。一些患者服用某些药物后,会感到胃部不适或疼痛,还可出现反酸、食欲减退等症状,严重者还会发生呕血、黑便等。这是因为药物口服后会在胃内暂时储存,除了肠溶片外,药物还会和胃壁直接接触,而许多药物对胃黏膜有不同程度的刺激作用。故可引起上述症状,我们把此类胃病也称为药源性胃病。

能直接引起药源性胃病的药物很多,下面介绍几类典型药物。

一、非甾体消炎药致胃损害

我们都知道,非甾体消炎药(NSAID)的胃肠道反应比较大,其中对胃的损害称为 NSAID 相关性胃病。

(一)非甾体消炎药致胃损害的发病机制

非甾体消炎药致胃损害的发病机制包括局部作用和系统作用两个方面。

1.局部作用

由于大多数 NSAID 是有机酸,在胃腔内酸性环境中不能被电离而呈脂溶性。它们在胃内可迅速弥散入胃黏膜表面上皮细胞中,在此中性 pH 环境下被电离。虽然电离形式的 NSAID 通过黏膜表面上皮细胞的速度低于非电离形式,但是电离形式的 NSAID 可被细胞捕获,从而干扰细胞代谢,导致细胞破裂及死亡,造成上皮细胞层完整性丧失、胃黏膜屏障破坏;电离形式的 NSAID 还能分解黏液层,削弱黏液碳酸氢盐屏障,这样就为胃酸胃蛋白酶消化性打开了通道。

2.系统作用

NSAID 对胃的损害除了通过局部作用外,还可通过系统作用来削弱胃黏膜屏障的防御机制,分别介绍如下。

(1)通过抑制环氧化酶的活性,减少内源性前列腺素的合成:胃黏膜中含有的前列腺素以 PGE、PGI_2、PGE_2 等为主,它们对胃黏膜的生物学作用主要有两方面,即抑制胃酸分泌和细胞保护及适应性细胞保护作用。NSAID 对内源性前列腺素合成所必需的环氧化酶有明显抑制作用,故这类药物进入人体后,会降低胃黏膜中前列腺素的含量,从而削弱前列腺素对胃黏膜的保护作用。如患者长期服用大剂量 NSAID,会持续抑制胃黏膜内的环氧化酶,使前列腺素合成不足,胃黏膜在一些损害因素的作用下可出现糜烂溃疡以及出血、穿孔等并发症。

(2)中性粒细胞的作用:一些实验结果表明,胃黏膜的微血管中白细胞黏附于血管内皮细胞,继而导致黏膜微循环障碍可能是 NSAID 损害胃黏膜的重要因素之一。因为中性粒细胞黏附分子即 CD18 可介导粒细胞黏附于血管内皮,而 NSAID 在血管内皮细胞存在下可以使中性粒细胞中的 CD18 产生增加,从而导致中性粒细胞的吸附进而损害胃黏膜。另外,NSAID 抑制环氧化酶,使前列腺素合成途径被阻断,花生四烯酸衍变为白细胞三烯 B4(LTB4)的量增加,而 LTB4 可激活中性粒细胞向内皮细胞的吸附。白细胞三烯还能促进 CD18 在中性粒细胞上的表达,可使白细胞介素 1 和肿瘤坏死因子释放增多,这些因子可影响内皮细胞而增强黏附分子表达。

中性粒细胞激活后可以释放氧自由基,直接损伤血管内皮细胞,也易造成微血栓形成,降低黏膜血流灌注,从而使黏膜的防御能力下降。

(3)抗血小板聚集作用:有些 NSAID 还有抗血小板聚集作用,从而干扰血液凝固,诱发消化道出血。

(二)NSAID 相关性胃病的病理特点

口服 NSAID 后短时间内即可出现胃黏膜的损伤,这种损伤作用不仅是剂量依赖的,还受胃内 pH 及服药频率影响。NSAID 引起的胃黏膜损伤在不停药时也可自行消退。NSAID 相关性溃疡与普通消化性溃疡的区别为:从组织学上看,普通消化性溃疡一般有慢性弥漫性胃炎的背景,而没有慢性胃炎背景的胃溃疡大多与 NSAID 有关;普通消化性溃疡以十二指肠溃疡多见,而 NSAID 相关性溃疡以胃溃疡多见;普通消化性溃疡幽门螺杆菌感染阳性率高,而 NSAID 相关性溃疡幽门螺杆菌感染阳性率低,故幽门螺杆菌阴性的溃疡可能与 NSAID 的关系更为密切;普通的胃溃疡一般有低胃酸和血清胃蛋白酶原浓度低的特点,而 NSAID 相关性胃溃疡患者一般无此特点。多数人认为 NSAID 相关性溃疡范围包括原有正常胃黏膜的人在服药后出现溃疡,原有溃疡在服药后加重。

(三)NSAID 相关性胃病的临床表现及预防和治疗

1.与 NSAID 相关性胃病有关的因素

临床上应用 NSAID 比较广泛,但并不是所有服用 NSAID 的患者都可出现 NSAID 相关性胃病。这表明 NSAID 相关性胃病的发生也有易感因素。

(1)年龄:资料表明,年龄大于 65 岁者服用 NSAID 后出现胃部不良反应的要比年龄小于 65 岁者明显增加。这是由于老年人血浆白蛋白浓度随年龄增长而降低,其肝脏对药物的转化作用下降;老年人一般存在动脉粥样硬化,胃黏膜血液供应差,对损伤因素的适应能力减退。

(2)NSAID 的种类和剂型:一般认为,肠溶型或栓剂的剂型比普通片剂对胃黏膜的毒性作用减轻,但长期应用也可导致溃疡。近年来开发的 COX2 特异抑制剂,能较特异地作用于 COX2 而保留其抗炎作用,减少 COX1 相关的胃黏膜的损害作用。

(3)幽门螺杆菌感染:资料表明,幽门螺杆菌阳性而服用 NSAID 者胃溃疡发生率增加,阴性而未服用 NSAID 者无溃疡发生。故认为 NSAID 和幽门螺杆菌感染虽然是独立的致溃疡因素,但二者有相加作用。

(4)其他因素:多种 NSAID 合用、与肾上腺皮质激素合用、与钙通道阻滞剂及其他抗血小板药联用可加重或促进 NSAID 胃部的不良反应;吸烟、饮酒也可能使 NSAID 的胃黏膜损伤作用加重;既往有消化性溃疡的患者在服用 NSAID 期间更易出现严重的不良反应;O 型血患者发生 NSAID 相关性胃病的可能性较大。

2.临床表现及预防和治疗

临床表现大致有消化不良、消化性溃疡、胃十二指肠出血和穿孔等几个方面。

每一位应用 NSAID 的患者都可能出现 NSAID 相关性胃病,NSAID 相关性胃病的临床表现与胃黏膜的损伤程度不平行,故不能根据患者的临床表现来判断胃黏膜的损害程度,更不能据此采取预防措施。正确的预防措施是:严格掌握 NSAID 的用药指征,不宜大剂量、长期应用;改变药物剂型和用法减轻对胃黏膜的直接刺激;长期应用者,应经常检测血象、大便常规及必要的胃镜检查;活动性溃疡患者最好禁用 NSAID;对高危患者要进行预防性治疗即治疗药物与 NSAID 同服。

针对 NSAID 相关性胃病的轻重、胃镜检查结果,可采取不同的治疗措施,如 NSAID 所致的胃黏膜炎性反应,及时停用 NSAID 即可,或不停用 NSAID 而加用预防性药物如质子泵抑制剂等;NSAID 相关性溃疡和(或)出血,及时停用 NSAID,加用抗溃疡药物、止血药等治疗;并发穿孔者需要外科处理。

二、糖皮质激素致胃损害

临床上大剂量和(或)长期应用糖皮质激素治疗肾上腺皮质功能减退症、自身免疫性疾病、过敏性疾病、血液病等时常常会同时应用保护胃的药物,这是因为大剂量和(或)长期应用糖皮质激素会损害胃而导致胃病。

(一)糖皮质激素致胃损害的发病机制

(1)激素可改变血管的反应性,使血管对儿茶酚胺的敏感性增高,从而加强小血管张力,使血管收缩,导致胃黏膜血供减少,影响胃黏膜上皮细胞的更新和修复,同时抑制黏液碳酸氢盐的分泌,削弱胃黏膜的防御功能。

(2)激素抑制前列腺素合成。前列腺素具有细胞保护作用,如被抑制而合成量减少,也可削弱胃黏膜的防御功能。

(3)激素可刺激胃酸和胃蛋白酶的分泌。

(4)激素可抑制蛋白质合成,使黏膜上皮细胞更新率降低,影响胃黏膜的修复过程,诱发和加剧溃疡。

(二)糖皮质激素致胃损害的病理特点

病灶多分布于胃底、胃体。胃镜下可见弥漫性分布的出血斑、点,多灶性糜烂、浅表溃疡和活动性渗出等,也可见原发性病变如各种类型的慢性胃炎、消化性溃疡等。病变部位病理活检,常可发现炎症细胞浸润、黏膜出血和浅表坏死及原发病变等。

(三)糖皮质激素致胃损害的临床表现

1.上消化道症状

如上腹部不适、胃灼热等,但常常被激素引起的食欲增加所掩盖。约1/3的患者无症状。

2.消化性溃疡及其并发症

40岁以上应用激素者多见,特别是风湿患者最多见;具有症状轻而出血率高、穿孔率高、死亡率高等特点。

(四)糖皮质激素致胃损害的预防和治疗

预防糖皮质激素致胃损害应遵循的措施有:严格掌握适应证;详细询问病史,有活动性消化性溃疡者或溃疡病史者慎用,如必须应用,用药中需严密观察,定期复查大便潜血等;因低蛋白血症患者中的血浆白蛋白与激素结合减少,从而使血中游离的有生物活性的激素增加,故此类患者应用激素时应减量应用;对高龄有溃疡病史等高危人群,可预防性应用质子泵抑制剂以及黏膜保护剂等。

激素治疗过程中如发现溃疡,应立即停药,如不能停药,应减至最小有效剂量,同时加服质子泵抑制剂或黏膜保护剂等。溃疡如并发出血,应采取禁食、监测生命体征、补充血容量、止血、纠正贫血等措施。溃疡如并发穿孔,应立即手术。

三、抗肿瘤药致胃损害

(一)抗肿瘤药致胃损害的发病机制

1.抗肿瘤药干扰细胞DNA合成

通过干扰DNA合成,与细胞DNA结合阻止有丝分裂等途径影响胃黏膜上皮的重构,造成胃黏膜的损害。另外,还可影响胃黏膜上皮的修复。

2.抗肿瘤药刺激化学感受器触发区

位于延髓第四脑室底面后极区的化学感受器触发区可通过迷走神经和内脏神经的传入纤维,接受来自血液循环中抗肿瘤药的刺激,发出呕吐反应冲动,通过呕吐中枢,引发呕吐反应。另外,胃肠道黏膜的感觉神经末梢受抗肿瘤药的刺激,也可通过迷走传入神经到达呕吐中枢导致呕吐反应。如发生长期频繁或剧烈的呕吐反应,不仅可造成水电解质代谢紊乱和营养不良,还可造成食管和胃的损害。

3.促使弥散性血管内凝血的形成

一些恶性肿瘤经抗肿瘤药治疗后可出现大量崩解并释放出组织凝血活酶等,使血液呈高凝状态或慢性 DIC 状态,消耗凝血因子,引起全身多部位出血,常伴有上消化道出血。

4.抗肿瘤药的骨髓抑制作用

抗肿瘤药一般都有骨髓抑制作用,从而引起免疫功能低下,还可引起血小板减少,这些都可导致消化道出血。

(二)抗肿瘤药致胃损害的病理特点

胃镜下可见胃黏膜弥漫性充血、水肿,可伴有散在浅表糜烂或溃疡、散在针尖大小出血点。严重病例发生黏膜坏死脱落。活检病理示炎症细胞浸润、黏膜充血或出血、糜烂、坏死、溃疡等。

(三)抗肿瘤药致胃损害的临床表现

1.消化不良症状

可有上腹部不适、腹胀、纳差等。

2.恶心,呕吐

抗肿瘤药引起的呕吐可分为三种:①急性呕吐。用药当天即出现的呕吐。②延缓呕吐。用药后 2～3 天出现,并能持续 5～7 天。③期待性呕吐。患者在第一疗程中经受难受的呕吐后对下次治疗感到害怕,甚至见到医护人员就会呕吐。

3.溃疡及其并发症

大部分溃疡以上消化道出血为首发表现,极少并发穿孔。但化疗药物导致胃十二指肠黏膜糜烂等也可表现为上消化道出血。

(四)抗肿瘤药致胃损害的预防和治疗

(1)患者出现消化不良症状时可分别或同时给予促胃肠动力药、胃黏膜保护药以及制酸剂。

(2)预防和治疗患者恶心、呕吐主要用 5-HT3 受体拮抗剂,它可通过阻断外周和中枢 5-HT3 受体而发挥止吐作用。另外,临床上还经常加用糖皮质激素、多巴胺受体拮抗剂、抗组胺药等协同止吐。

(3)患者出现溃疡及其并发症时可给予抗溃疡药及相应处理。

四、抗菌药物致胃损害

(一)抗菌药物致胃损害的发病机制

抗菌药物的种类很多,对胃损害的机制也各不相同,目前认为可能有以下几个方面的作用。

(1)口服的抗菌药物如喹诺酮类可直接刺激胃黏膜上皮细胞,使胃黏膜上皮细胞的完整性破坏;还有一些口服的抗菌药物如青霉素类可引起过敏性胃黏膜水肿,导致上消化道出血,常伴有腹痛和皮疹。

(2)多黏菌素类抗菌药物能损害胃黏膜上皮细胞,干扰细胞膜功能,并可导致胃黏膜局部缺血,改变其通透性,促进组胺释放、增加胃酸-胃蛋白酶的分泌,引起上消化道黏膜损害。

(3)四环素族口服、注射均可刺激胃肠道,引起消化道炎症和溃疡,严重者可致消化道出血。发生率与严重程度与用药剂量成正比。

（4）有些抗菌药物如甲硝唑可引起严重的恶心、呕吐,造成对上消化道黏膜的损害。有些抗菌药物如头孢哌酮舒巴坦由于影响凝血因子的产生,可导致胃肠出血。

（二）抗菌药物致胃损害的病理特点、临床表现及防治

病理变化无特异性,胃黏膜多有充血、水肿,严重者可有溃疡、出血等。临床表现主要有非特异性消化道症状、消化性溃疡和上消化道出血等。

防治措施包括严格掌握抗菌药物适应证,防止滥用;对能引起胃黏膜局部刺激的药物,在不影响其吸收的前提下,尽量饭后服用或同时服用胃黏膜保护剂;预防性应用制酸剂。

轻症对症处理,如给予胃黏膜保护剂、促胃动力药、制酸剂等,重者停用抗菌药物。

上消化道出血治疗同前。

五、其他药物致胃损害

除上述几类药物外,还有许多药物可导致胃损害,如交感神经阻滞剂利血平等因促进胃酸分泌,导致胃部病变;口服降糖药甲苯磺丁脲等因降低血糖,兴奋迷走神经,促进胃酸分泌,可使胃溃疡加重,甚至出现出血、穿孔等胃部病变;抗凝药物如肝素等使血液凝固性下降,导致上消化道出血;铁剂、氯化钾等在胃内形成高浓度而腐蚀胃黏膜,引起溃疡、出血、穿孔。此外,大剂量烟酸、维生素 B_6 可促进组胺释放;咖啡因、甲状腺素、氨茶碱、雌激素、卡托普利等均可引起胃黏膜损害,促进胃溃疡形成及发生出血的可能。

第五节　细菌性痢疾

一、概述

细菌性痢疾是由志贺氏菌引起的常见急性肠道传染病,以结肠黏膜化脓性溃疡性炎症为主要改变,以发热、腹泻、腹痛、里急后重、黏液脓血便为主要表现,可伴全身毒血症症状,严重者可有感染性休克和(或)中毒性脑病。

细菌性痢疾的传染源为菌痢患者和带菌者,其中非典型患者、慢性患者及带菌者在流行病学上的意义更大。菌痢主要通过消化道传播,病原菌随患者粪便排出后污染食物、水、生活用品或手,经口使人感染。此外,还可通过苍蝇污染食物而传播,在流行季节可因进食污染食物或饮用粪便污染的水而引起食物型或水型的暴发流行。本病全年均可发生,但夏秋季多发,发病年龄分布有两个高峰,第一个高峰为学龄前儿童,特别是 3 岁以下儿童。可能与周岁以后的儿童食物种类增多、活动范围扩大、接触病原体机会增加有关。第二个高峰为青壮年期(20～40岁),可能和工作中接触机会多有关。营养不良、暴饮暴食等可以降低机体抵抗力的因素均有利于菌痢的发生。人对痢疾杆菌普遍易感,病后可获得一定的免疫力,但短暂而不稳定,且不同菌群及血清型之间无交叉免疫,因此易复发和重复感染。

目前认为细菌性痢疾主要是由志贺菌,又称痢疾杆菌,属志贺菌属,是革兰阴性兼性厌氧

菌。该菌有菌体(O)抗原、荚膜(K)抗原和菌毛抗原,其有群与型的特异性。分为四群及 47 个血清型。A 群:痢疾志贺菌;B 群:福氏志贺菌;C 群:鲍氏志贺菌;D 群:宋内志贺菌。A 群致病强烈而迅速,通常见于极度贫穷的地区。B 群和 D 群是痢疾的主要流行菌型,C 群主要见于印度,其他国家出现 C 群的感染,通常见于输入病例。目前以脉冲场凝胶电泳(PFGE)为代表的志贺菌分子分型技术已经成为世界各实验室的主要分型方法。所有的痢疾杆菌均能释放内毒素及细胞毒素(外毒素)。志贺菌尚可产生神经毒素。

我国志贺菌的菌型分布主要以福氏志贺菌为主,国内资料显示占 52.63%～98.71%。其次为宋内志贺菌。近年来,宋内志贺菌的发病呈上升趋势。

细菌性痢疾在肠道的病变主要分布于结肠,以直肠、乙状结肠等部位最显著,但升结肠、回肠下端也不少见。急性期的病理变化为弥漫性纤维蛋白渗出性炎症,肠黏膜弥漫性充血、水肿,分泌大量渗出物,间有微小脓肿。坏死组织脱落形成溃疡,溃疡深浅不一,但限于黏膜下层,故肠穿孔和肠出血少见。发病后约 1 周,人体产生抗体,溃疡逐渐愈合。毒素也可引起内脏病变,表现在肝、肾小管、心肌、脑细胞变性。中毒性菌痢的结肠病变很轻,但显著的病变为全身小动脉痉挛和渗出性增加,脑干出现神经变性、浸润和点状出血。肾上腺皮质萎缩和出血。慢性患者肠壁增厚,溃疡边缘有息肉状增生,愈合后形成瘢痕,导致肠腔狭窄。

二、诊断

(一)临床表现

临床分为急性和慢性两种。

1.急性细菌性痢疾

急性细菌性痢疾分为普通型、轻型和中毒型。

(1)普通型:潜伏期为半天至 7 天。突然起病,畏冷发热,体温常在 38℃以上,同时,或 1 天以后出现腹痛、腹泻,初为脐周或全腹痛,后转为左下腹绞痛,便后可缓解。每天大便 10 余次,初为稀水便、糊样便。后转为黏液便、脓血便,每次量少,伴明显里急后重,便次频数,数分钟大便一次。其他尚有精神、食欲不振,恶心、呕吐等。

(2)轻型(非典型):全身毒血症状和肠道表现较轻,腹痛不著,腹泻次数每天不超过 10 次,大便糊状或水样,含少量黏液,里急后重感不明显,可有呕吐,病程 3～6 天,易被误诊为肠炎或结肠炎。本病有自愈倾向,病程 7～14 天。若不经有效抗菌治疗,部分病例可转为中毒型菌痢,或出现严重并发症,或转为慢性菌痢。主要并发症有脱水酸中毒及电解质紊乱、营养不良、反应性关节炎、中毒性心肌炎、败血症等。便次为每天数次,稀便,有黏液无脓血,轻微腹痛,无里急后重。

(3)中毒型:体质较好的儿童多见,起病急骤,以严重毒血症症状、休克和(或)中毒性脑病为主要临床表现;肠道症状轻微甚至开始无腹痛及腹泻症状,常需直肠拭子和生理盐水灌肠采集大便。经检查发现脓血便发病后 24 小时内可出现腹泻及黏液脓血便。按照其临床表现可分为:①休克型(周围循环衰竭型)。出现感染性休克的表现,如面色苍白、皮肤花纹、口唇青紫、四肢厥冷、发绀等;早期血压正常,亦可降低甚至测不到,脉搏细速甚至触不到;可伴有少尿、无尿及轻重不等的意识障碍。在老年人中毒型菌痢中,女性多于男性,以休克型为主。一般休克患者神志清楚,但老年人中毒型菌痢常有神志改变,有时表现为突然昏倒、神态模糊、谵妄、极度烦躁不安、精神萎靡。判断血压是否正常,必须结合原有血压水平,全身状态及休克的其他指标综合考虑,而不能以 12 kPa(90 mmHg)为低血压。在休克期及休克纠正 24 小时内,易并发心肌梗死。如不注意,虽中毒型菌痢抢救成功,但患者却死于心肌梗死。②脑型(呼吸衰竭型)。患者可出现严重的脑症状,烦躁不安、嗜睡、昏迷及抽搐;严重者可出现瞳孔大小不等等脑疝的表现,亦可出现呼吸深浅不均、节律不等,可呈叹息样呼吸,最后减慢以致停顿。此型较严重,病死率高。③混合型。兼具以上两型的表现,最为凶险,病死率很高。

2.慢性细菌性痢疾

急性期未及时诊断、抗菌治疗不彻底、耐药菌株感染、患者原有营养不良及免疫功能低下或原有慢性疾病如胃肠道疾病、慢性胆囊炎或肠寄生虫病时,也包括福氏菌感染均可能导致急性菌痢病程迁延,超过 2 个月病情未愈者即为慢性菌痢。在临床上可分为以下几型:①慢性迁延型。长期反复出现腹痛、腹泻,大便常有黏液及脓血,伴有乏力、营养不良及贫血等症状,还可腹泻与便秘交替出现。②急性发作型。有慢性菌痢病史,进食生冷食物、劳累或受凉等情况下可出现急性发作,出现腹痛、腹泻及脓血便,发热及全身毒血症症状多不明显;③慢性隐匿型。1 年内有急性菌痢病史,无明显腹痛、腹泻症状,大便培养有痢疾杆菌,乙状结肠镜检查肠黏膜有炎症甚至溃疡等病变。

(二)相关检查

1.血常规

急性期血白细胞总数轻至中度增高,多在(10~20)×10⁹/L,中性粒细胞亦增高;慢性期可有贫血。

2.粪便检查

(1)粪便的常规检查外观多为黏液脓血便,显微镜下可见大量脓细胞或白细胞及红细胞。目前常用的诊断标准为白细胞多于 15 个高倍视野,同时可见少量的红细胞。

(2)粪便的病原学检查应在抗菌药物应用前采样,标本必须新鲜,应取脓血部分及时送检,早期多次检测可提高阳性率。若在粪便中培养出痢疾杆菌则可确诊为菌痢,同时,可做药敏试验以指导临床选用抗菌药物。

3.乙状结肠或纤维结肠镜检查

适用于慢性菌痢,镜下可见肠黏膜弥漫性充血、水肿及浅表性溃疡。

三、治疗

(一)合理应用抗生素

1.头孢曲松钠

临床分析结果显示头孢曲松钠无论静脉给药还是灌肠均对菌痢有明显疗效。清洁洗肠及头孢曲松钠保留灌肠,及时清除肠道内细菌毒素及病变组织的炎性渗出,更好地发挥药物的抗菌作用,减少药物的耐药性,疗效显著,疗程缩短,作为佐治急性细菌性痢疾的方法,值得临床应用与推广。

2.庆大霉素联合思密达

思密达具有保护消化道黏膜,固定细菌及其毒素,吸附消化道内气体、降低肠道敏感性等作用。此外,思密达不进入血液循环,并连同所固定的攻击因子随消化道自身蠕动排出体外,不改变正常的肠蠕动,不影响小儿的心、肝、肾、中枢神经系统;而庆大霉素为氨基糖苷类药物,对痢疾杆菌有效,静脉应用具有耳、肾毒性,但其为大分子物质,肠道局部应用不易进入血液循环,故二者联合使用灌肠对治疗小儿细菌性痢疾疗效明显。

3.磷霉素

有报道称磷霉素治疗小儿细菌性痢疾安全、有效,具有独到之处,值得在临床上推广使用。由于磷霉素作用于细菌的细胞壁,故其毒性低微,稳定性好。磷霉素钠副作用小,价格低廉,无需过敏试验,易于得到患儿及其家人的接受。

4.利福昔明

利福昔明是利福霉素的衍生物,通过作用于细菌中 DNA β-亚单位的 RNA 多聚酶而抑制RNA 合成,产生抗菌作用。其特点之一是不被肠道吸收,仅在胃肠黏膜达到较高的浓度,因此副作用小。其治疗细菌性痢疾具有疗效好、副作用小、安全可靠、性价比高的特点。

(二)维持水电酸碱平衡

凡菌痢患者,尤其是儿童、老人,均必须进行预防脱水之治疗。其方法是给尚未脱水的患者口服足够的液体,如 ORS 液、米汤加盐、盐糖水。如已出现明显脱水者,需采用口服补液联合静脉补液治疗。静脉补液常用的液体为 2∶1 液,配制方法是 5%碳酸氢钠 80 mL 加 10%葡萄糖300 mL,加生理盐水 600 mL。

(三)微生态制剂的使用

(1)金双歧(每片含 0.15 亿活双歧杆菌)保留灌肠,短时间内即可提高肠道双歧杆菌数量,重建肠道天然生物屏障保护作用,达到治疗腹泻的作用。同时避免了在急性病程中拒食、频繁呕吐,以致口服给药得不到保证的弊端。

(2)微生态制剂(乳酸三联活菌胶囊)联合左氧氟沙星胶囊治疗急性细菌性痢疾,疗效好,且能预防菌群失调。

(3)中药加微生态制剂(金双歧)治疗对抗生素无效的小儿菌痢,可促进疾病痊愈,防止二重感染或迁延不愈。

(四)中毒型菌痢

本型病情凶险,应及时采用综合治疗进行抢救。

1.一般治疗

应密切观察病情变化,注意脉搏、血压、呼吸、瞳孔及意识状态的变化,同时做好护理工作,以减少并发症的发生。治疗原则同急性菌痢。

2.对症治疗

积极应用退热药及物理降温,如体温不降并伴躁动及反复惊厥者可用亚冬眠疗法,氯丙嗪和异丙嗪各 1～2 mg/kg 肌内注射;反复惊厥者可用地西泮、水合氯醛或苯巴比妥钠。

3.对休克型和脑型应采用相应的治疗措施

(1)休克型,应积极行抗休克治疗。①扩充血容量,纠正酸中毒:可快速静脉滴注低分子右旋糖苷,儿童 $10\sim15$ mg/kg,成人 500 mL,同时给予 5％碳酸氢钠 $3\sim5$ mL/kg 纠正酸中毒,待休克好转继续静脉输液维持。②血管活性药物:在扩容的基础上应用血管扩张剂如山莨菪碱,以解除微血管痉挛,成人每次 $10\sim60$ mg,儿童每次 $1\sim2$ mg/kg 静脉输入,1 次 $5\sim15$ 分钟,待面色转红、四肢转暖及血压回升后可停用。若血压仍不回升则用多巴胺、酚妥拉明、间羟胺等升压药。③保护重要脏器功能:有心力衰竭者用毛花苷 C。④短期应用肾上腺皮质激素。

(2)脑型。①治疗脑水肿:用 20％甘露醇脱水,每次 $1\sim2$ g/kg 快速静脉推入,每 $6\sim8$ 小时重复 1 次;及时应用血管扩张剂以改善脑血管痉挛,并短期应用肾上腺皮质激素。②防治呼吸衰竭:吸氧,保持呼吸道通畅。若出现呼吸衰竭,可应用呼吸兴奋剂,必要时可应用人工呼吸机或行气管切开。

(3)肺型。主要为肺微循环障碍,又称休克肺、急性呼吸窘迫综合征(ARDS)。此型发生率低,病死率高。常在发病后的 $16\sim24$ 小时,继脑型休克之后的恢复阶段出现,但也可在病初迅速出现,表现为急性进行性吸气型呼吸困难和低氧血症,一般吸氧不能缓解。症状重而体征轻,晚期肺部有干、湿啰音。

(4)混合型。以上三型,任何两型同时或先后出现,均称混合型,此型少见。

第六节　阿米巴痢疾

一、概述

阿米巴痢疾是由阿米巴原虫引起的肠道传染病,均表现为腹痛、腹泻和黏液血便。慢性患者、恢复期患者及健康的带虫者为本病的传染源,粪口途径为其传播途径。其发病情况因时而异,以秋季为多,夏季次之。发病率男多于女,成年多于儿童,这可能与吞食含包囊的食物或年龄免疫有关。

二、诊断

对阿米巴病的诊断,除根据患者的主诉、病史和临床表现作为诊断依据外,重要的是病原学诊断,粪便中检查到阿米巴病原体为唯一可靠的诊断依据。通常以查到大滋养体者作为现症患者,而查到小滋养体或包囊者只作为感染者。

根据临床表现不同,分为以下类型。

(一)无症状的带虫者

患者虽然受到阿米巴的感染,但阿米巴原虫仅作共栖存在,约有 90％以上的人不产生症状而成为包囊携带者。在适当条件下即可侵袭组织,引起病变,出现症状。

(二)急性非典型阿米巴肠病

发病较缓慢,无明显全身症状,可有腹部不适,仅有稀便,有时腹泻,每天数次,但缺乏典型的痢疾样粪便,而与一般肠炎相似,大便检查可发现滋养体。

（三）急性典型阿米巴肠病

起病往往缓慢,以腹痛腹泻开始,大便次数逐渐增加,每天可达 10～15 次之多,便时有不同程度的腹痛与里急后重,后者表示病变已波及直肠。大便带血和黏液,多呈暗红色或紫红色,糊状,具有腥臭味,病情较者可为血便,或白色黏液上覆盖有少许鲜红色血液。患者全身症状一般较轻,在早期体温和白细胞计数可有升高,粪便中可查到滋养体。

（四）急性暴发型阿米巴肠病

起病急剧,全身营养状况差,重病容,中毒症状显著,高热、寒战、谵妄、腹痛、里急后重明显,大便为脓血便,有恶臭,亦可呈水样或洲水样便,每天可达 20 次以上,伴呕吐、虚脱,有不同程度的脱水与电解质紊乱。血液检查中性粒细胞增多。易并发肠出血或胃穿孔,如不及时处理可于 1～2 周内因毒血症死亡。

（五）慢性迁延型阿米巴肠病

慢性迁延型阿米巴肠病通常为急性感染的延续,腹泻与便秘交替出现,病程持续数月甚至数年不愈,在间歇期间,可以健康如常。复发常以饮食不当、暴饮暴食、饮酒、受寒、疲劳等为诱因,每天腹泻 3～5 次,大便呈黄糊状,可查到滋养体或包囊。患者常伴有脐击或下腹部钝痛,有不同程度的贫血、消瘦、营养不良等。

1.诊断要点

对阿米巴病的诊断,除根据患者的主诉、病史和临床表现作为诊断依据外,重要的是病原学诊断,粪便中检查到阿米巴病原体为唯一可靠的诊断依据。

2.临床表现

在作诊断时,或肠阿米巴病不应忽视,因阿米巴病缺乏特殊的临床表现。该病起病较慢,中毒症状较轻,容易反复发作,肠道症状或痢疾样腹泻轻重不等,故对肠道紊乱或痢疾样腹泻而病因尚未明确,或经磺胺药、抗生素治疗无效应疑为本病。

3.病原学检查

(1)粪便检查。①活滋养体检查法:常用生理盐水直接涂片法检查活动的滋养体。急性痢疾患者的脓血便或阿米巴炎患者的稀便,要求容器干净,粪样新鲜,送检越快越好,寒冷季节还要注意运送和检查时的保温。检查时取一洁净的载玻片,滴加生理盐水 1 滴。再以竹签蘸取少量粪便,涂在生理盐水中,加盖玻片,然后置于显微镜下检查。典型的阿米巴痢疾粪便为酱红色黏液样,有特殊的腥臭味。镜检可见黏液中含较多黏集成团的红细胞和较少的白细胞,有时可见夏科雷登结晶和活动的滋养体。这些特点可与细菌性痢疾的粪便相区别。②包囊检查法:临床上常用碘液涂片法,该法简便易行。取一洁净的载玻片,滴加碘液 1 滴,再以竹签蘸取少量粪样,在碘液中涂成薄片加盖玻片,然后置于显微镜下检查,鉴别细胞核的特征和数目。

(2)阿米巴培养:已有多种改良的人工培养基,常用的如洛克氏液、鸡蛋、血清培养基,营养琼脂血清盐水培养基,琼脂蛋白胨双相培养基等。但技术操作复杂,需一定设备,且阿米巴人工培养在多数亚急性或慢性病例阳性率不高,不宜作为阿米巴诊断的常规检查。

(3)组织检查:通过乙状结肠镜或纤维结肠镜直接观察黏膜溃疡,并作组织活检或刮拭物涂片,检出率最高。据报道乙状结肠、直肠有病变的病例约占有症状患者的 2/3,因此,凡情况允许的可疑患者都应争取作结肠镜检,刮拭物涂片或取活组织检查。滋养体的取材必须在溃疡的边缘,钳取后以局部稍见出血为宜。脓腔穿刺液检查除注意性特征外,应取材于脓腔壁部,较易发现滋养体。

4.免疫诊断

近年来国内外陆续报告了多种血清学诊断方法,其中以间接血凝(IHA)、间接荧光抗体(IFAT)和酶联免疫吸附试验(ELISA)研究较多,但敏感性对各型病例不同。近年来,已有报道应用敏感的免疫学技术在粪便及脓液中检测阿米巴特异性抗原获得成功。

5.诊断性治疗

如临床上高度怀疑而经上述检查仍不能确诊时,可给予甲硝咪唑等治疗,如效果明显,亦可初步做出诊断。

三、鉴别诊断

1.细菌性痢疾

有不洁饮食史,有腹痛、腹泻和脓血便及里急后重感,确诊有赖于粪便培养出痢疾杆菌。

2.其他病原菌引起的肠道感染

症状多与阿米巴痢疾相似,确诊有赖于粪便培养出病原菌。

四、治疗

(一)一般治疗

急性期必须卧床休息,必要时给予输液。根据病情给予流质或半流质饮食。慢性患者应加强营养,以增强体质。

(二)病原治疗

1.甲硝唑(灭滴灵)

对阿米巴滋养体有较强的杀灭作用且较安全,适用于肠内肠外各型的阿米巴病,为目前抗阿米巴病的首选药物。剂量为 400～800 mg,口服,一天三次,连服 5～10 天;儿童为每天每千克体重 50 mg,分 3 次服,连续 7 天。服药期偶有恶心、腹痛、头昏、心慌,不需特殊处理。妊娠 3 个月以内及哺乳妇忌用,疗效达 100%。

2.并发症的治疗

在积极有效的甲硝唑等治疗下,一切肠道并发症可得到缓解。暴发型患者有细菌混合感染,应加用抗生素。大量肠出血可输血。肠穿孔、腹膜炎等必须手术治疗者,应在甲硝唑和抗生素治疗下进行。

肠阿米巴病若及时治疗预后良好。如并发肠出血、肠穿孔和弥漫性腹膜炎以及有肝、肺、脑部转移性脓肿者,则预后较差。治疗后粪检原虫应持续半年左右,以便及早发现可能的复发。

第三章　肾内科疾病

第一节　急性链球菌感染后肾小球肾炎

一、急性链球菌感染后肾小球肾炎

（一）概述

急性链球菌感染后肾小球肾炎（PSGN），简称急性肾炎，是由于链球菌感染后诱发的急性肾炎综合征（血尿、蛋白尿、水肿和高血压），可伴一过性肾功能损害。其他病原微生物如细菌、病毒及寄生虫等亦可致病，但临床表现一般不如链球菌感染所致的急性肾炎典型。

（二）病因与发病机制

发病机制：①免疫复合物沉积于肾脏。②抗原原位种植于肾脏。③肾脏正常抗原改变，诱导自身免疫反应。

A 组链球菌表面的 M 蛋白与肾小球成分存在交叉抗原。抗肾小球皮质抗体可以与 M 蛋白中的 6 型和 12 型起交叉反应，而抗 1 型 M 蛋白氨基酸（精氨酸）的抗体可以与肾小球系膜细胞的骨架蛋白起交叉反应。近年来，在 PSGN 患者肾组织的沉积物中提纯出两个主要的抗原，一个是肾炎相关血纤维蛋白溶酶受体，甘油醛-3-磷酸脱氢酶（GAPDH），另一个为阳离子链球菌抗原，即阳离子蛋白酶链球菌致热性外毒素 B（SPEB）和它的具免疫原性的酶原。在急性 PSGN 患者肾组织中已经鉴定出 GAPDH 和 SPEB，在大多数恢复期患者的血清中也检测出这两种抗原的抗体。GAPDH 在肾小球中产生类似血纤维蛋白溶酶的作用，表明肾小球局部的直接炎症损伤，但它不与补体或免疫球蛋白共同沉积。而 SPEB 与补体和 IgG 共同沉积，提示免疫介导的肾小球损伤参与疾病的发生发展。SPEB 是至今唯一提纯的链球菌致病源，并在电镜下证实存在于上皮侧驼峰。

持续的链球菌感染产生抗原血症，形成循环免疫复合物，沉积于上皮侧和系膜，触发炎症反应，激活局部补体，促进中性炎症细胞和单核巨噬细胞聚集。由于肾小球中存在 CD4$^+$ T 淋巴细胞，因此存在细胞介导的免疫反应。细胞因子和血管活性物质也介导了局部炎症和损伤。尿中 MCP-1 与 PSGN 急性期蛋白尿严重程度相关。

（三）病理

急性期肾脏体积常较正常增大，病理改变为弥漫性毛细血管内增生性肾小球肾炎。除肾小球内皮细胞和系膜细胞增生外,肾小球内可见较多炎细胞浸润,主要为中性粒细胞和单核细胞,嗜酸细胞和淋巴细胞偶见。部分毛细血管袢可见轻度增厚,Masson 染色高倍镜下有时可见上皮侧小结节状嗜复红物沉积,囊腔中有时可见红细胞及中性粒细胞浸润。若是在急病的恢复期,则光镜下可仅表现为系膜增生,而肾小球肿胀、炎细胞浸润和上皮侧嗜复红物沉积均可消失,毛细血管袢也恢复正常厚度。肾小管间质病变一般较轻,当蛋白尿较多时,有时可见近端小管上皮细胞胞浆内的蛋白吸收颗粒,间质可有轻度水肿或散在炎细胞浸润。免疫荧光检查(在疾病最初的 2～3 周内)可见 IgG 和 C3 沿毛细血管壁呈弥漫粗颗粒样沉积,半数患者可见 IgM 沉积,一般无 IgA 和 Clq 沉积。电镜检查最特征性的表现是上皮细胞下"驼峰状"电子致密物沉积。PSGN 病理改变呈自限性,可完全恢复。若起病 1 个月后仍有较强 IgG 沉积,则可致病变迁延不愈。

(四)临床表现

本病主要发生于儿童,高峰年龄为 2～6 岁,2 岁以下或 40 岁以上的患者仅占所有患者 15％。发作前常有前驱感染,潜伏期为 7～21 天,一般为 10 天左右。皮肤感染引起者的潜伏期较呼吸道感染稍长。典型的急性 PSGN 临床表现为突发的血尿、蛋白尿、高血压,部分患者表现为一过性氮质血症。患者的病情轻重不一,轻者可无明显临床症状,仅表现为镜下血尿及血 C3 的规律性变化,重者表现为少尿型急性肾损伤。

1.尿液改变

多数患者有肾小球源性血尿,2/3 的患者表现为镜下血尿,半数患者为肉眼血尿。血尿常伴有轻、中度的蛋白尿,少数患者表现为肾病综合征水平的蛋白尿。尿量在水肿时减少,一日尿量常在 400～700 mL,持续 1～2 周后逐渐增加,少尿时尿比重稍增高。少数病例尿量明显减少,少于 300 mL,甚至无尿,为严重的表现。在恢复期每天尿量可达 2000 mL 以上。尿量减少者常见,但无尿较少发生。若尿少持续存在,则提示可能形成新月体肾炎。

2.水肿

90％PSGN 患者可发生水肿,常为多数患者就诊的首发症状。水肿的原因是水钠潴留。典型表现为晨起时颜面水肿或伴双下肢凹陷性水肿,儿童严重患者可出现腹水和全身水肿。急性 PSGN 的水肿和高血压均随利尿后好转,通常在 1～2 周内消失。

3.高血压

75％以上患者会出现一过性高血压,一般为轻、中度。其主要原因是水、钠潴留,经利尿治疗后可很快恢复正常,约半数患者需要降压治疗。儿童患者偶见头痛、意识模糊、嗜睡甚至惊厥等脑病表现。这可能不仅为严重高血压所致,而是中枢神经系统血管炎所致。

高血压脑病是指血压急剧增高时出现的以神经系统症状,如头痛、呕吐、抽搐及昏迷为主要表现的综合征。一般认为在全身性高血压基础上,脑内阻力小血管自身调节紊乱,导致发生缺氧及程度不等的脑水肿所致。多与严重高血压有关,有时血压可突然升高而发病,不一定与水肿严重程度相平行。

高血压脑病发生于急性肾小球肾炎病程的早期,一般在第 1～2 周内,平均在第 5 天。起病较急,发生抽搐,昏迷前患者的血压急剧增高,诉头痛、恶心、呕吐,并有不同程度的意识改变,出现嗜睡、烦躁等。有些患者还有视觉障碍,包括暂时性黑蒙。神经系统检查多无定位体征,浅反射及腱反射可减弱或消失,踝阵挛可阳性,并可出现病理反射,部分重症患者可有脑疝征象,如瞳孔变化、呼吸节律紊乱等。眼底检查除常见广泛或局部的视网膜小动脉痉挛外,有时或可见到视网膜出血、渗出及视盘水肿等。脑电图检查可见一时性的局灶性紊乱或双侧同步尖慢波,有时节律性较差,许多病例两种异常同时存在。脑脊液检查外观清亮,压力和蛋白质正常或略增,偶有少数红细胞或白细胞。

一般经过适当抢救后可恢复。个别重症患儿,特别是呈癫痫持续状态者,虽经有效治疗免于死亡,但可因脑缺氧过久造成器质性损害而留下后遗症。

4.心功能衰竭

心功能衰竭是临床工作中需紧急处理的急症。可表现为颈静脉怒张、奔马律、呼吸困难和肺水肿。全心衰在老年 PSGN 患者中发生率可达 40%。心力衰竭最主要的原因是容量过多。由于肾小球滤过率降低,水、钠排出减少,但肾小管再吸收并未相应地减少,导致水、钠滞留于体内,加上肾缺血肾素分泌可能增加,产生继发性醛固酮增多,加重了钠的滞留,使血浆容量扩大。高血压、心肌本身的病变也是一个促进因素。心功能衰竭常发生于急性肾小球肾炎起病后的第 1~2 周内,起病缓急轻重不一。少数严重病例可以急性肺水肿突然起病,而急性肾小球肾炎的其他表现可能完全被掩盖。出现急性肺水肿的原因与正常肺循环中肺动脉低阻力、低压力及大流量有关,还与肺组织结构疏松、胸腔内负压等因素有关。急性肾小球肾炎时全身呈充血状态,血容量增大,而肺循环对容量扩张的储备能力远较体循环小。在小儿,血容量增加100~200 mL 时即可致肺微血管压力增加而发生肺水肿。X 线检查发现早期即可有心影增大,甚至在临床症状不明显者 X 线检查也有此改变,有时还可见少量胸腔及心包积液。心力衰竭病情常危急,但经积极抢救并获较好利尿效果后,可迅速好转,扩大的心脏可完全恢复正常,唯心电图 T 波改变有时需数周才能恢复。

5.肾功能异常

部分患者在起病的早期由于肾小球滤过率降低,尿量减少而出现一过性氮质血症,多数患者予以利尿消肿数日后恢复正常,仅极少数患者发展至严重的急性肾损伤。

(五)实验室检查

1.尿液检查

(1)血尿:几乎所有患者都有镜下血尿或肉眼血尿,尿中红细胞多为畸形红细胞。肉眼血尿持续时间不长,大多数天后转为镜下血尿,此后可持续很久,但一般在 6 个月以内消失,也有持续 2 年才完全恢复。

(2)蛋白尿:患者常有蛋白尿,半数患者蛋白尿少于每天 500 mg。约 20% 的患者可出现肾病综合征范围的蛋白尿,成人多见。一般于病后 2~3 周尿蛋白转为少量或微量,2~3 个月多消失,成人患者消失较慢。若蛋白尿持续异常提示患者为慢性增生性肾炎。

(3)尿沉渣:早期除有多量红细胞外,白细胞也常增加,小管上皮细胞及各种管型也很常见。管型中以透明管型及颗粒管型最多见,红细胞管型的出现提示病情的活动性。

(4)尿中纤维蛋白降解产物(FDP)和 C3 含量常增高,尤其在利尿期。

2.血常规检查

可有轻度贫血,常与水钠潴留、血液稀释有关。白细胞计数可正常或升高,血沉在急性期常加快。急性期,出凝血功能可出现异常,血小板减少。血纤维蛋白、血纤维蛋白溶酶、Ⅷ因子降低,循环中见高分子的血纤维蛋白复合物,往往提示疾病活动且预后不良。

3.肾功能及血生化检查

在 PSGN 的急性期,肾小球滤过率(GFR)可下降,表现为一过性氮质血症,多见于老年患者。肾小管功能常不受影响,浓缩功能多正常,但尿中钠、钾排泄下降。由于肾小球滤过率下降,血容量增加,部分患者出现低肾素、低血管紧张素血症,从而产生轻至中度的高钾血症。利尿治疗后高钾血症可纠正。

4.有关链球菌感染的细菌学及血清学检查

(1)咽拭子和细菌培养:急性 PSGN 自咽部或皮肤感染灶培养细菌,其结果可提示 A 组链球菌的感染。但试验的敏感性和特异性同试验方法有关,一般阳性率仅 20%~30%。相比血清学检查结果,受影响的因素较多。

(2)抗链球菌溶血素"O"抗体(ASO):在咽部感染的患者中,90%ASO 滴度可>200 U。在诊断价值上,ASO 滴度的逐渐上升比单纯的滴度升高更有意义。在上呼吸道感染的患者中 2/3 会有 ASO 滴度上升。ASO 滴度上升 2 倍以上,高度提示近期曾有过链球菌感染。

5.免疫学检查

动态观察 C3 的变化对诊断 PSGN 非常重要。疾病早期,补体(C3 和 CH50)下降,8 周内逐渐恢复到正常水平,是 PSGN 的重要特征。血浆中可溶性补体终末产物 C5b-9 在急性期上升,随疾病恢复逐渐恢复正常。若患者有大于 3 个月以上的低补体血症常提示其他疾病的存在,如膜增生性肾小球肾炎、狼疮性肾炎、潜在感染或先天性低补体血症等。

(六)诊断与鉴别诊断

链球菌感染后 1~3 周出现血尿、蛋白尿、水肿和高血压等典型临床表现,伴血清 C3 的动态变化,8 周内病情逐渐减轻至完全缓解者,即可做出临床诊断。若起病后 2~3 月病情无明显好转,仍有高血压或持续性低补体血症,或肾小球滤过率进行性下降,应行肾活检以明确诊断。

急性肾小球肾炎应与以下疾病鉴别。

1.系膜增生性肾小球肾炎(IgA 肾病和非 IgA 系膜增生性肾小球肾炎)

系膜增生性肾小球肾炎可呈急性肾炎综合征表现,潜伏期较短,多于前驱感染后数小时到数日内出现血尿等急性肾炎综合征症状。患者无血清 ASO 滴度进行性升高,无补体 C3,病情反复,迁延。IgA 肾病患者的血尿发作常与上呼吸道感染有关。

2.其他病原微生物感染后所致的急性肾炎

其他细菌、病毒及寄生虫等感染所引起的肾小球肾炎常于感染的极期或感染后 3~5 天出现急性肾炎综合征表现。病毒感染所引起的肾炎临床症状较轻,血清补体多正常,水肿和高血压少见,肾功能正常,呈自限性发展过程。

3.膜增生性肾小球肾炎(MPGN)

膜增生性肾小球肾炎又称系膜毛细血管性肾小球肾炎。临床表现类似急性肾炎综合征,但蛋白尿明显,血清补体水平持续低下,8 周内不恢复,病变持续发展,无自愈倾向。鉴别诊断困难者需作肾活检。

4.急进性肾小球肾炎

临床表现及发病过程与急性肾炎相似,但临床症状常较重,早期出现少尿或无尿,肾功能持续进行性下降。确诊有困难时,应尽快作肾活检明确诊断。

5.全身性疾病肾脏损害

系统性红斑狼疮、系统性血管炎、原发性冷球蛋白血症等均可引起肾损害,亦可合并低补体血症,临床表现类似急性肾炎综合征,可根据其他系统受累的典型临床表现和实验室检查来鉴别。

(七)治疗

PSGN 以对症支持治疗为主,同时防治各种并发症、保护肾功能,以利于其自然病程的恢复。

1.一般治疗

急性期应休息 2～3 周,直至肉眼血尿消失、水肿消退及血压恢复正常。水肿明显及血压高者应限制饮食中水和钠的摄入。肾功能正常者无须限制饮食中蛋白的摄入量,氮质血症时应适当减少蛋白的摄入。

2.感染灶的治疗

上呼吸道或皮肤感染者,应选用无肾毒性的抗生素治疗 10～14 天,如青霉素、头孢菌素等,青霉素过敏者可用大环内酯类抗生素。抗生素的应用主要是预防患者亲属及接触者感染致肾炎链球菌,而由于 PSGN 是免疫介导的疾病,抗生素的应用对于 PSGN 治疗作用不大。与尿异常相关反复发作的慢性扁桃体炎,可在病情稳定[尿蛋白≤(＋),尿沉渣红细胞<10 个/HP]后行扁桃体摘除术,手术前、后使用抗生素 2 周。

3.对症治疗

限制水、钠摄入,水肿仍明显者,应适当使用利尿药。经上述处理血压仍控制不佳者,应给予降压药,防止心、脑并发症的发生。高钾血症患者应用离子交换树脂或透析,此时一些保钾制剂如氨苯蝶啶、螺内酯、阿米洛利等不能应用。

4.激素冲击及透析治疗

若肾活检提示有较多新月体形成,病程呈急进性进展,则治疗同新月体肾炎类似,可用大剂量甲泼尼龙冲击治疗。对于有容量过多、心功能衰竭、肺淤血,经利尿疗效不佳的患者或发生急性肾衰竭有透析指征者应及时行透析治疗。成人患者可行血透或连续性静脉血滤,儿童患者可行腹透治疗。由于本病呈自愈倾向,透析治疗帮助患者度过危险期后,肾功能即可恢复,一般不需维持性透析治疗。

5.持续蛋白尿的治疗

对于成人 PSGN 患者,若起病后 6 个月仍有蛋白尿,甚至尿蛋白>1.0 g/24 小时,则需应用血管紧张素转换酶抑制药(ACEI)或血管紧张素受体拮抗药(ARB)。

(八)预后

本病急性期预后良好,尤其是儿童。绝大多数患者于 2～4 周内水肿消退、肉眼血尿消失、血压恢复正常。少数患者的少量镜下血尿和微量白蛋白尿可迁延 6～12 个月才消失。血清补体水平 4～8 周内恢复正常。

PSGN 的长期预后,尤其是成年患者的预后报道不一。但多数患者的预后良好,仅有少部分患者遗留尿异常和(或)高血压。若蛋白尿持续,往往提示患者病情迁延至慢性增生性肾小球肾炎,也有些患者在 PSGN 发生后 10~40 年才逐渐出现蛋白尿、高血压和肾功能损害。影响预后的主要因素如下:①年龄,成人较儿童差,尤其是老年人。②散发者较流行者差。③持续大量蛋白尿、高血压和(或)肾功能损害者预后较差。④肾组织增生病变重,有广泛新月体形成者预后差。

二、非链球菌感染后肾小球肾炎

非链球菌感染后肾小球肾炎的病因以细菌引起者较常见,包括菌血症状态、各种病毒性和寄生虫性疾病,肺炎双球菌、金黄色及表皮葡萄球菌、肺炎杆菌、脑膜炎球菌、伤寒杆菌等均有报道。若感染时间短,或疾病有自愈倾向,则临床表现为急性肾炎;若长期不愈,则按患者免疫状态可转变为急进性肾炎或膜增生性肾炎。其他感染如梅毒、钩端螺旋体病、组织胞浆菌病、弓形体病以及恶性疟疾中也有发生;病毒感染如传染性单核细胞增多症、流感病毒、艾可病毒、麻疹病毒、乙型肝炎病毒、丙肝病毒、巨细胞病毒等感染后均可发生肾炎。

(一)其他细菌感染后肾小球肾炎

骨髓炎、腹内、盆腔浆膜腔和肠道脓肿与肾小球肾炎相关。这些情况的共同特征是一般感染出现数月后才被确诊和治疗。肾脏病变从轻的尿检异常至快速进展性肾炎均可出现,但最常见的表现是肾病综合征。补体通常正常,常见多克隆丙种球蛋白病,这可能与许多微生物具有超抗原相关。肾组织学病变包括膜增生性肾小球肾炎、弥漫增生性肾小球肾炎或系膜增生性肾炎,可以出现新月体,只有早期治疗,肾功能才能完全恢复。先天性和继发性(或早期潜伏)梅毒可能与肾小球肾炎相关。在先天性梅毒,患儿出生 4~12 周出现全身水肿,8% 的患者出现肾病综合征,为最主要的临床表现,0.3% 获得性梅毒患者累及肾,成人可表现为肾病综合征或偶见急性肾炎。梅毒血清学检查阳性(快速梅毒血浆素检测,VDRL 和荧光密螺旋体抗体吸收试验)。膜性肾病是最常见的病理类型,但也可见其他组织学类型,如弥漫增生性肾小球肾炎伴或不伴新月体,MPGN 和系膜增生性肾小球肾炎,在免疫沉积部位分出密螺旋体抗原。治疗梅毒也可治疗梅毒相关的肾小球疾病,4~18 周后肾脏病变有可能完全缓解。

急性伤寒热(沙门菌感染)的特点是发热、脾肿大和胃肠道症状。严重者出现弥散性血管内凝血或溶血尿毒综合征,休克或急性肾损伤。2% 的患者为有临床症状的肾小球肾炎,25% 的患者为无症状镜下血尿或轻的蛋白尿。诊断需从血液或粪便中培养出致病菌或 Widal 试验示抗体滴度升高。尿道中沙门菌和血吸虫共同感染可产生特殊类型的肾小球肾炎。

麻风(分枝杆菌)感染可能与肾小球肾炎、间质性肾炎、淀粉样变相关。具有临床表现的肾小球肾炎<2%,但肾活检病理检查中 13%~70% 患者有肾小球肾炎。临床表现多为肾病综合征,少见的为急性肾炎综合征,快速进展性肾小球肾炎更为罕见。最常见的病理类型是 MPGN 和弥漫增生性肾小球肾炎。免疫荧光示 IgG、C3、IgM、IgA 和纤维素沉积。不同患者麻风相关的肾小球疾病对麻风治疗反应不一。红斑结节麻风伴急性肾损伤可用短程泼尼松(每天 40~50 mg)治疗。

急性葡萄球菌感染性肺炎可出现镜下血尿和蛋白尿,为免疫复合物介导的肾损伤,病理表现为系膜增生性或弥漫增生性肾炎,免疫荧光和电镜表现类似于链球菌感染后肾炎。已在免疫沉积中发现肺炎球菌抗原,细菌囊壁抗原可以激活补体替代途径。在肺炎球菌神经胺酶的作用下,肺炎球菌 Thomsen-Friedenreich 抗原暴露可导致溶血尿毒综合征。

胃肠炎症可能与系膜增生或弥漫增生性肾炎相关。其他细菌如大肠埃希菌、脑膜炎球菌和支原体都有报道诱发肾炎。

(二)病毒感染

肾小球肾炎可由一些病毒感染所致,最常见的为乙型肝炎、丙型肝炎和 HIV 感染。少见的肾小球肾炎也可因黄热病、腮腺炎、疟疾、疱疹或水痘感染所致。发病机制包括外源性免疫复合物沉积于肾脏或形成原位免疫复合物;病毒损伤后导致机体针对内源性抗原产生自身抗体;病毒诱导前炎症因子、化学趋化因子、黏附分子、生长因子释放以及病毒蛋白产生的直接的细胞损伤作用。

1.甲型肝炎病毒相关性肾病

严重甲型肝炎病毒感染相关肾衰竭可能是由于诱发间质性肾炎或者急性肾小管坏死所致。极少数也可表现为免疫复合物相关的弥漫增生性肾炎伴免疫球蛋白和补体 C3 沉积,临床表现为肾炎或肾病综合征。肝炎病情改善时,肾炎通常也可以缓解。

2.乙型肝炎病毒相关性肾病

急性乙型肝炎病毒感染可能与短期的血清病样综合征相关,荨麻疹或斑丘疹、神经病变、关节痛或关节炎,镜下血尿和非肾病综合征范围蛋白尿,肾活检病理检查示系膜增生性肾炎。当肝炎缓解时,肾脏病临床表现可自行恢复。急性乙肝病毒感染后约 10% 的成年人以及大多数的儿童患者会成为慢性携带者。在中国和东南亚地区,50% 的慢性携带孕妇会通过垂直传播传给婴儿,而在中东、印度、非洲,儿童和年轻患者更多的是横向传播。欧洲和美国乙型肝炎的患病率低,大多数携带者是由于药物滥用、输血或性传播后天感染所致。乙型肝炎病毒携带者最常见的乙肝相关性肾炎是膜性肾病、膜性增生性肾小球肾炎、结节性多动脉炎和 IgA 肾病。

(1)膜性肾病:膜性肾病在亚洲人群中常见。已证实它与患者携带乙肝病毒表面抗原相关。患者年龄一般为 2~12 岁,男性好发,表现为肾病综合征、镜下血尿,肾功能正常。其他临床症状包括无症状性蛋白尿,慢性肾衰竭少见。儿童乙型肝炎病程平稳,有时可自动缓解,而成人往往不易缓解,出现慢性活动性肝炎或肝硬化等严重的肝脏病变,同时伴有慢性肾脏疾病。肾组织病理检查示毛细血管袢 IgG、IgM、C3 颗粒状沉积,电镜下上皮侧、系膜区和内皮侧有免疫复合物沉积,有时肾小球中可见病毒颗粒。现认为 HBV 相关膜性肾病发病机制是 HBeAg 和抗HBe 抗体被动沉积或形成原位复合物。因为抗 HBe 抗体带阳离子,基底膜带阴离子,因此易于穿过基底膜到上皮下侧。

(2)膜增生性肾小球肾炎:成人 HBV 相关肾炎最常见的肾小球病理改变是膜增生性肾小球炎(MPGN)。54% 的患者伴有高血压,20% 出现肾功能减退,镜下血尿常见。HBV 相关膜增生性肾小球肾炎的发病机制是肾小球系膜区和内皮下沉积 HBsAg 和抗 HBs 抗体免疫复合物。肾组织类似于原发性 MPGN,但内皮轻度增生伴内皮下较多沉积。少见的病理类型是类似于Ⅲ型冷球蛋白血症伴上皮下和系膜区沉积。

(3)系膜增生性肾小球肾炎伴 IgA 沉积:患者肾活检为 IgA 肾病,但肾组织中有 HBV-DNA。

(4)结节性多动脉炎:HBV 相关血管炎(HBV 相关结节性多动脉炎,HBV-PAN)主要见于因滥用药物或经输血的成年男性,通常发生于轻型肝炎的恢复期。垂直感染的患者或儿童患者则无此病报道。典型的 HBV-PAN 患者在轻度或无症状感染肝炎时表现为血清病样改变。HBV 相关血清病,随着 HBsAg 的清除,疾病可自动缓解,而 HBV-PAN 患者,随疾病进展可累及多脏器。小动脉和中动脉血管炎可表现为心肌缺血、肠系膜绞痛、变应性肉芽肿(Churg-Strauss)性肺综合征、哮喘、嗜酸性粒细胞增多、脑缺血或多发性单神经炎。肾血管炎表现为镜下血尿、肾病或非肾病性蛋白尿,肾素依赖性高血压以及肾功能减退。现认为 HBV-PAN 的发病机制是 HBsAg 和抗 HBs 抗体免疫复合物沉积于血管壁,激活补体,激活炎症反应。血管上常见 IgM 和 HBsAg 沉积,表明损伤是由 HBsAg 复合物介导。血清检测发现 HBsAg 和抗HBV 核心抗原抗体。通常血清补体正常,ANCA 阴性。肾活检病理除有小动脉血管炎病变外,肾小球可见不同程度的毛细血管袢塌陷,如同缺血性病变。与特发性显微镜下多动脉炎不同,坏死性病变和新月体形成罕见。系膜增生性肾炎、弥漫增生性肾炎、MPGN 或 MN 均有报道。HBV-PAN 可予激素冲击和细胞毒性药物环磷酰胺治疗,能显著增加短期生存率,但长期研究证实加速患者的肝脏病变。近来研究显示短程激素[泼尼松 1 mg/(g·d)×2 周]和血浆置换(3 周以上,9~12 次)治疗,继以 IFN-α 和(或)拉米夫定治疗患者长期预后良好。

3.丙型肝炎病毒相关肾炎

(1)膜增生性肾炎:丙型肝炎相关肾脏疾病通常为 MPGN,表现为蛋白尿(轻度或大量),镜下血尿及轻度至中度肾功能不全。冷球蛋白血症(约 90% 混合性冷蛋白血症患者有抗 HCV 抗体,50% 的 HCV 患者有冷球蛋白血症)和非冷球蛋白血症 HCV 相关 MPGN 患者肾组织病理表现类似,但后者炎细胞浸润和免疫聚集不如前者严重。丙型肝炎病毒感染可能导致严重的肾小管间质损伤。偶见严重的血管炎,包括急进性肾炎,见于长期丙型肝炎病毒感染(>10 年)的成年女性患者。

(2)其他丙型肝炎病毒相关肾小球肾炎:丙型肝炎病毒感染可能与其他伴或不伴冷球蛋白血症肾小球疾病相关。HCV-MN 类似于特发性 MN,但 HCV RNA 和抗 HCV 抗体阳性,有报道肾小球上皮侧免疫沉积中可检出 HCV 抗原。其他 HCV 相关肾脏疾病包括纤维丝状肾炎、局灶性肾小球硬化和血栓性微血管病与抗心磷脂抗体综合征(尤其是肾移植后)。

4.人免疫缺陷病毒相关性肾脏疾病

HIV 感染与一些肾脏综合征,包括 HIV 相关性肾病(HIVAN)、免疫复合物肾小球肾炎、血栓性微血管病、血管炎、急性肾损伤和电解质紊乱相关。此外,HIVAN 可以与其他感染所致肾病共存,如 HBV 或梅毒相关性膜性肾病、HCV(MPGN 伴冷球蛋白血症),也可合并糖尿病。此外,多种治疗 HIV 感染的药物也可导致肾功能减退。

(1)人类免疫缺陷病毒相关性肾病(HIVAN):HIVAN 是 HIV 感染最常见的肾脏病变。HIVAN 为肾细胞感染 HIV-1 病毒所致。在人肾小管和肾小球细胞中不仅发现 HIV-1 mRNA 和 DNA,而且在肾组织中发现了病毒复制。因此肾脏可能是 HIV 攻击的靶器官。HIVAN 通常是 HIV 感染晚期表现,偶可见于早期感染患者。典型临床表现为肾病范围蛋白尿和进行性氮质血症。外周水肿和高血压少见,可能 HIVAN 易于丢失盐分。尿常规常见小管上皮细胞,超声检查示肾脏体积正常或增大。随着治疗进展,HIV-ESRD 患者的死亡率与其他透析患者无显著差异,腹膜透析和血液透析疗效相近,HIV 感染患者肾移植后短期生存率与无感染患者类似。

(2)人类免疫缺陷病毒相关的免疫复合物肾小球肾炎:HIV 相关肾小球肾炎多表现为膜增生性肾小球肾炎,在系膜区、内皮下、上皮侧均可见免疫复合物沉积,大量沉积时类似狼疮性改变。膜性肾病少见。临床表现从轻的镜下血尿至肾衰竭均可见。蛋白尿一般为肾病范围,但通常无高脂血症。与 HIVAN 不同,高血压常见。30%～50%患者有低补体血症和冷球蛋白血症。HIV 相关免疫复合物肾炎一般快速进展至肾衰竭,若合并 HCV 感染,则疾病进展更为迅猛。

(3)人类免疫缺陷病毒相关的血栓性微血管病:HIV 感染偶见诱发溶血尿毒综合征。临床特征为高血压、溶血性贫血、血小板减少和出现精神症状。可能是由于血管内皮细胞损伤所致。肾脏损伤的特征是小动脉和肾小球毛细血管血栓形成,肾小球系膜溶解。本病预后较差,生存期一般少于 2 年。

5.其他病毒感染相关的肾小球疾病

健康人重症巨细胞病毒(cytomegalovirus,CMV)感染罕见。极少报道成人和新生儿免疫复合物肾炎性弥漫增生性肾小球肾炎,颗粒状免疫沉积物中包含 CMV 抗原。CMV 感染可累及移植肾,其特点是肾小管细胞和间质巨噬细胞中有病毒包涵体,它可能导致肾小管功能障碍。但无证据表明它可导致肾小球损伤。例外的是,巨细胞病毒合并 HIV 感染时,可出现塌陷性肾小球病及终末期肾脏病。

细小病毒 B19 感染可导致镰状细胞病患者出现再生障碍危象,极少数危象患者 3 天至 7 周后发生肾病综合征。急性期肾组织病理改变为弥漫增生性肾小球肾炎或 MPGN,后期为塌陷性 FSGS,类似于海洛因肾病和 HIVAN。少数无镰状细胞病患者发生细小病毒 B19 感染相关肾小球肾炎。临床体征包括短暂出现皮疹、关节痛或关节炎和贫血。塌陷性肾小球肾炎患者血清抗细小病毒 B19 抗体升高,表现为 FSGS 的肾组织中可发现病毒 DNA。

其他病毒,特别是导致上呼吸道感染的病毒可诱发短暂的蛋白尿,肾组织学改变为系膜增生。这表明,发热性疾病引起的轻度蛋白尿并不总是通过改变肾小球内跨膜压,即通过血流动力学改变引起肾小球滤过率改变所致,而可能是由未诊断的、短暂的、轻的肾小球肾炎所致。例如超过 25% 的流行性腮腺炎患者可以出现短期的镜下血尿和非肾病蛋白尿,肾功能正常。肾活检提示系膜增生性肾小球肾炎,IgM、IgA、C3 沉积,在系膜区发现腮腺炎抗原。麻疹感染偶见与之相关的毛细血管内增生性肾炎。早期也有报道微小病变患者麻疹感染后肾病综合征缓解。极少数水痘感染患者可出现相关的肾病综合征,肾组织病理改变类似于腮腺炎感染时病变,在肾小球毛细血管壁和系膜区可发现水痘病毒。腺病毒、甲型和乙型流感病毒感染也可致短暂的镜下血尿、蛋白尿,3% 的患者出现补体下降。肾组织病理为 MPGN 伴免疫沉积,主要是 C3 及少量的 IgM 和 IgG 沉积。上呼吸道柯萨奇病毒 B-5 和 A-4 株感染有时与镜下血尿、轻度蛋白尿和弥漫增生性肾炎相关。严重登革出血热患者,可出现急性肾损伤,在一些非重症患者,可出现急性毛细血管内增生性肾炎伴系膜增生,临床表现为镜下血尿和蛋白尿。在系膜区和毛细血管祥有粗颗粒 IgG、IgM 和 C3 沉积,在毛细血管祥沉积强度较系膜区弱。10%～15% 急性 EB 病毒感染的患者可出现镜下血尿和蛋白尿。急性间质性肾炎最为常见,但也可为肾小球弥漫增生和 MPGN。EB 病毒不仅在浸润的巨噬细胞中复制,还可在近端小管细胞内复制。EB 病毒感染可能是导致慢性间质性肾炎的主要原因。

(三)寄生虫感染

1.疟疾相关的肾脏疾病

疟疾是由感染疟原虫的蚊虫叮咬所致。全球患者达 3 亿～5 亿,每年 150 万～270 万人因患此病而死亡。疟疾相关的水、电解质紊乱和急性肾损伤常见。疟疾性急性肾损伤、肾衰竭的死亡率为 15%～45%。卵形疟、三日疟和恶性疟感染可致短暂的急性肾小球肾炎。恶性疟感染常见急性肾炎和肾病综合征,肾组织病理多表现为系膜增生,IgM 和 C3 细颗粒状沉积,电镜下系膜区电子致密物沉积。患者临床表现为镜下血尿、轻度蛋白尿和低补体血症(低 C3 和 C4 水平)伴循环免疫复合物。三日疟感染特点是慢性肾小球肾炎,临床表现除每 4 天出现疟疾症状外无特殊。儿童(高峰年龄 6～8 岁)和年轻患者可有肾病综合征。血清补体正常,因伴营养不良,故血胆固醇正常,晚期可出现高血压。肾脏病理表现为 MPGN,IgG、IgM 和 C3 粗颗粒状沉积,电镜见内皮下电子致密物,膜内空泡(免疫复合物吸收所致)形成,罕见新月体形成。三日疟引起慢性肾病而恶性疟不导致慢性肾病的原因可能与它们的发病机制相关。恶性疟感染所有的红细胞,患者病情重,就诊早,而三日疟只感染敏感红细胞,病情较为平稳。与恶性疟感染后主要由 Th1 介导不同,三日疟主要是由 Th2 介导的。由于感染三日疟后病程更长,机体有更长的时间产生体液和细胞介导的反应,患者可出现肝脾肿大、淤血。即使治疗三日疟成功,患者仍将在 3～5 年后进展至慢性肾功能不全。激素的免疫抑制剂治疗不能改变三日疟肾脏损伤的病程。

2.丝虫感染相关性肾脏疾病

盘尾丝虫病感染肾病为 MPGN,罗阿丝虫感染诱发 MN 或增生性肾小球肾炎,班氏吴策线虫和马来丝虫可诱发系膜增生性肾炎、MPGN 或弥漫增生性肾小球肾炎。肾小球毛细血管内可见微丝蚴。除盘尾丝虫外,在肾小球中未发现丝虫抗原。抗丝虫治疗不能改善肾病综合征,抗丝虫药乙胺嗪可能加重蛋白尿。内脏利什曼病通常表现为镜下血尿和间质性肾炎或弥漫增生性肾小球肾炎或 MN。间质性肾炎的发病机制尚不明确。旋毛虫病常见肾组织学病变为 MPGN,临床表现为镜下血尿和非肾病综合征蛋白尿。系膜区和毛细血管襻可见免疫沉积,但在肾小球内并未发现特定的抗原。美洲锥虫病和先天性弓虫病相关性肾小球肾炎的报道罕见。

第二节 抗肾小球基底膜肾炎

抗肾小球基底膜(GBM)病是循环中的抗 GBM 抗体在组织中沉积所引起的一组自身免疫性疾病,肾、肺为主要受累器官,表现为肾炎和肺出血。如病变局限在肾脏称为抗肾小球基底膜肾炎(antibasemet membrane nephritis),当肺、肾同时受累时称为 Goodpasture 病。多数抗 GBM 肾炎患者起病急、病情进展快、预后差,肾功能常在几天或几周内进入肾衰竭阶段,少数患者早期即死于肺出血和呼吸衰竭。

Goodpasture 综合征(又称肺出血-肾炎综合征)泛指有肺出血及急进性肾炎并存的一大组临床症候群,抗 GBM 病、原发和继发性血管炎、系统性红斑狼疮等一系列疾病临床均可表现为 Goodpasture 综合征。

一、发病机制

人类Ⅳ型胶原是基底膜的重要组成成分,构成基底膜骨架结构。基底膜Ⅳ型胶原是由 6 条不同的 α 链组成(α1~α6)的三螺旋结构,抗 GBM 抗体的靶抗原位于Ⅳ型胶原 α3 链羧基端的非胶原区 1[α3(Ⅳ)NC1]。靶抗原分布存在局限性,肺、肾为主要受累器官。由于肾小球内皮细胞间存在裂孔,因此血液中的抗 GBM 抗体容易结合到肾小球基底膜上。

抗 GBM 肾炎是一种原位免疫复合物性肾炎。生理情况下肾小球基底膜 α3(Ⅳ)NC1 区域上的抗原决定簇处于遮蔽位置,机体对自身抗原表现为耐受状态,而天然抗 GBM 抗体在血液循环中的滴度和亲和力均很低,不足以引起自身免疫反应,但在环境变化或某些因素如感染、吸烟、有毒的有机溶剂等刺激诱发下,Ⅳ型胶原的结构发生改变,α3(Ⅳ)NC1 区域的抗原决定簇暴露,与抗 GBM 抗体结合诱发免疫反应。目前认为,体液免疫和细胞免疫共同参与了抗 GBM 肾炎的发病过程。

二、病理

1.光镜检查

抗 GBM 肾炎的特征性改变是肾小球毛细血管管壁破坏及球囊中新月体形成。细胞性新月体、纤维细胞性新月体和纤维性新月体可同时存在,但很多抗 GBM 肾炎患者新月体往往处于同一发展阶段,这是由于单一的、共同的免疫病理因素同时作用的结果。极少数轻症病例也可呈现局灶性肾炎,甚至光镜下基本正常(仅免疫荧光阳性)。

2.免疫荧光

免疫荧光检查具有诊断性价值,肾小球基底膜显示强的、线性的 IgG 荧光染色,C3 几乎在所有的病例均为阳性,但通常较 IgG 弱,而且可能为不连续的,甚至是颗粒状的。极为罕见的有 IA 或 IgM 呈线性沉积。少数情况下抗 GBM 抗体可与肾小管基底膜发生交叉反应,产生肾小管基底膜的线性荧光染色,这种改变可能引起间质性肾炎和肾小管损伤。

3.电镜

抗 GBM 肾炎的电镜超微结构改变不具有特异性,典型抗 GBM 肾炎较少有电子致密物,较多电子致密沉积物则可排除抗 GBM 疾病。

三、临床表现

1.流行病学

抗 GBM 肾炎有两个发病高峰,第一个高峰在 20~30 岁之间,男性多见,多表现为 Goodpasture 综合征;第二个高峰在 60~70 岁,女性多见,多为肾脏局限型。在老年患者中,合并 ANCA 阳性的比例明显高于年轻患者。

2.一般表现

常有疲乏、无力、体重下降等表现。贫血见于98%的患者,为小细胞性贫血伴有血清铁下降。

3.肾损伤表现

大多数表现为急进性肾炎综合征,起病后短时间内即需进行透析治疗。尿检有不同程度镜下血尿,肉眼血尿少见,大量蛋白尿呈典型肾病综合征者较少,多伴有轻、中度高血压。近年来有报道,一些患者起病较慢、肾功能正常,原因可能为循环抗GBM抗体滴度较低、肾小球抗GBM抗体沉积较少。

4.肺部受累表现

肺部损伤见于30%的患者,表现为肺出血。约2/3患者肺出血出现在肾损伤之前数日至数年,也可出现在肾损伤之后。临床上常以咯血为最早症状,轻者痰中略带血丝,重者大量咯血甚至窒息死亡。患者多伴气急、咳嗽、胸痛,肺叩诊呈浊音,听诊可闻及湿啰音,痰中可见大量含铁血黄素细胞。肺X线检查早期所见与肺水肿相似,应注意鉴别。如反复出血,肺内含铁血黄素沉积数量增多,X片显示网状结节的典型改变。

5.实验室检查

特征性表现是循环中存在抗GBM抗体。目前国际通用的检测方法是应用可溶性人肾小球基底膜抗原的酶联免疫吸附法,敏感度和特异度均在90%以上。抗GBM抗体最常见的类型是IgG型,其中以IgG1亚型最常见,少部分可以是IgG4亚型(女性相对多见),极少数是IgA型。此外,部分患者同时合并血清ANCA阳性。

四、诊断与鉴别诊断

(一)诊断

青年男性或老年女性出现血尿、蛋白尿、肾功能迅速减退,伴或不伴肺出血要考虑本病,如血清抗GBM抗体阳性,肾活检示新月体肾炎,免疫荧光见IgG沿肾小球毛细血管袢呈线状沉积可作出本病诊断。

(二)鉴别诊断

1.肾小球假性抗GBM沉积

在线状沉积物的患者中应进一步鉴别真性与假性抗GBM沉积物。在真性线状GBM沉积的患者中,除经典的伴或不伴肺出血的原发性抗GBM病外,一部分膜性肾病和膜增生性肾炎患者也可出现线状抗GBM沉积物。同样值得注意的是糖尿病肾病、极少数局灶节段性肾小球硬化、感染后肾炎和微小病变可出现假性抗GBM沉积物。

2.其他类型新月体肾炎

根据病理特征性表现,与免疫复合物型及寡免疫型新月体性肾炎的鉴别不难。

3.同时伴有肾炎及肺出血的相关疾病

同时伴有肾炎及肺出血的相关疾病即Goodpasture综合征。由于抗GBM肾炎常伴有肺出血,因此临床需与其他原因造成的肾炎伴肺出血相鉴别。常见有SLE、各种类型系统性血管炎(如WG、MPA等)、类风湿关节炎合并全身血管炎、过敏性紫癜、冷球蛋白血症、混合结缔组织病及部分药物相关性肾损伤等。SLE 主要为育龄女性好发、WG 常有上呼吸道症状等多种临床症状,但更重要的是从血清学指标的差异来鉴别,如 ANA、抗 dsDNA 抗体阳性及血清补体 C3、C4 水平的下降主要见于 SLE,血清冷球蛋白检测有助于冷球蛋白血症性肾炎的鉴别,而 ANCA 主要见于原发性小血管炎。

4.其他

除疾病本身导致肺出血外,还需注意与急、慢性肾炎合并肺部感染,急性肺水肿及肺梗死导致的咯血相鉴别。

(1)急性肾炎伴左心衰竭:由于严重高血压、水钠潴留而产生的充血性心力衰竭时,也可有血痰和呼吸困难,抗 GBM 抗体检测和肾活检病理检查可资鉴别。

(2)肾炎伴肺炎:常见于各种原发或继发性肾炎本身或免疫抑制剂治疗后并发的重症肺炎,胸部 CT 均可表现为肺出血和肺间质改变,但肾炎伴重症肺炎患者常伴高热,血白细胞和中性粒细胞显著升高伴核左移,而肾功能迅速减退不明显,抗 GBM 抗体阴性,积极抗感染及对症治疗有效。

(3)肾炎伴肺梗死:可见相应的心电图及 X 线表现,必要时作核素肺扫描。

五、治疗

鉴于该疾病病理生理过程中抗 GBM 抗体的作用及疾病的进展特征,早期积极血浆置换治疗及免疫抑制剂治疗是重要的治疗原则与改善预后的关键。同时,应告诫患者戒烟,避免接触各种挥发性有机溶剂,减少呼吸道感染的发生。抗 GBM 肾炎一旦确诊即应争分夺秒进行治疗,以尽量恢复肾功能、阻止病变向慢性化发展。

(一)急性进展期强化治疗

1.强化血浆置换或免疫吸附(IA)

可清除患者循环中的抗 GBM 抗体,联合使用免疫抑制剂则可阻断抗体的再产生,该种治疗方案已经日趋成熟,并使大多数抗 GBM 肾炎患者得以存活。

2.冲击治疗

常采用甲泼尼龙和(或)环磷酰胺冲击治疗。甲泼尼龙每天 0.5~1 g,静滴 3~5 天,继以口服剂量 1 mg/kg,维持 1 个月后继续减量治疗。CTX 冲击使用 0.5~1 g/m²,每月 1 次静脉滴注,或 1~2 mg/(kg·d)口服。

(二)长期维持期治疗

1.免疫抑制治疗(激素合并免疫抑制剂)

免疫抑制剂最常使用环磷酰胺和硫唑嘌呤,中成药有雷公藤多苷片等。新型免疫抑制剂如霉酚酸酯(MMF)、来氟米特、FK-506 等临床应用越来越广泛,且均有不少治疗成功的报道。

2.抗凝治疗

目前,低分子量肝素使用最为广泛,也可使用华法林抗凝。使用过程中必须密切注意患者症状及监测凝血功能,尤其是对于合并肺出血的抗 GBM 肾炎患者需评估出血风险后再考虑抗凝治疗。

（三）支持和替代治疗

对于肾功能进入衰竭阶段或是治疗无效、肾功能急速恶化的患者,应尽早行透析治疗以维持生命、赢得治疗时间。肾移植治疗主张在抗 GBM 体转阴半年以上进行,以防再次因自身免疫作用发生抗 GBM 肾炎。

第三节 高尿酸血症肾病

一、高尿酸血症的发病机制

（一）尿酸的产生及代谢

尿酸是一种弱的有机酸,分子量 168Da。尿酸是一种三氧化嘌呤,含嘧啶和咪唑环亚结构,是嘌呤环的 2、6、8 位被氧化后的产物。尿酸的微酸性来自第 9 位上氢离子（pKa,5.75）和第 3 位上氢离子（pKa,10.3）的电离。第 1 和第 7 位的氢离子不发生明显的电离。嘧啶环第 3 位上的氢不容易随细胞内外液 pH 变化而发生电离。电离的尿酸很容易形成尿酸盐,主要是一钠盐、二钠盐和钾盐。尿酸在 pH 7.4 时主要形成一钠盐,占 98%,主要分布在血浆、细胞外液和滑膜液,只有 4%～5% 的尿酸是与血浆蛋白结合的。尿酸的溶解度很低,其分解产物尿囊素的溶解度是尿酸的 5～10 倍,然而人类缺乏能将尿酸分解为尿囊素的尿酸氧化酶,因此尿酸就是嘌呤代谢的终产物。37℃时血浆中尿酸的饱和浓度是 7.0 mg/dL。虽然血浆尿酸水平经常超过此值,但尿酸可以超饱和存于血浆而不致析出,其确切的机制目前尚不清楚。血液系统的恶性肿瘤患者在接受细胞毒药物治疗时血尿酸-钠盐可达到 40～90 mg/dL 的超饱和浓度。

尿酸是人体内嘌呤代谢的终产物。而嘌呤是两类生物大分子——脱氧核糖核酸（DNA）和核糖核酸（RNA）的组成碱基。人体尿酸 80% 来源于细胞核,摄入的动物性或其他富含嘌呤的食物分解代谢所产生的占 20%。嘌呤合成及降解虽然在各组织中都存在,但尿酸只在含有黄嘌呤氧化酶的肝和小肠组织中产生,肾脏也可能有一些。食物中的核酸一般以核蛋白的形式存在,核蛋白在胃内经胃酸及酶的作用分解成核酸和蛋白质。核酸进入小肠后,在肠道各种水解酶的作用下,经过多步水解,最后形成嘌呤碱和嘧啶碱,嘌呤碱和嘧啶碱除少部分被吸收外,大部分被进一步分解而排出体外。因此,机体嘌呤碱的主要来源还是靠自身合成,来自食物的仅占一小部分。血尿酸生成方面的调控主要靠嘌呤的合成及分解代谢完成。其中嘌呤核苷酸的合成有两条途径,即从头合成途径和补救合成途径。嘌呤核苷酸的从头合成过程主要在细胞质中完成,首先合成次黄嘌呤核苷酸（IMP）,然后通过不同途径合成单磷酸腺苷（AMP）和单磷酸鸟苷（GMP）,进一步合成二磷酸腺苷（ADP）和二磷酸鸟苷（GDP）以及三磷腺苷（ATP）和三磷酸鸟苷（GTP）;与从头合成不同,补救合成过程较简单,是细胞利用游离碱基或核苷重新合成相应核苷酸的过程。体内嘌呤核苷酸的分解代谢主要在肝、小肠及肾脏中进行。嘌呤核苷酸可以在核苷酸酶的催化下,脱去磷酸成为嘌呤核苷,嘌呤核苷在嘌呤核苷磷酸化酶（PNP）的催化下转变为嘌呤。嘌呤核苷及嘌呤又可经水解,脱氨及氧化作用生成尿酸。

每天尿酸的 2/3 从尿中排泄,剩余的 1/3 通过消化道由胆道、胃及小肠排出体外。进入消化道的尿酸被大肠埃希菌酶解破坏,因此这一过程叫尿酸的酶解。尿酸盐与蛋白在体内的结合率非常低(4%～5%),因此尿酸盐在肾小球几乎是完全自由滤过的。尿酸在肾脏排泄的经典模型是由 4 步组成的:①肾小球的滤过(100%);②肾小管的重吸收(98%～100%);③肾小管的再分泌(50%);④分泌后的再次重吸收(40%)。最后有 8%～12% 由肾小球滤过的尿酸排出体外。负责尿酸重吸收的转运蛋白主要是位于肾小管刷状缘侧的人尿酸转运蛋白 1(URAT1)和在肝细胞基底侧膜、肾小管基底侧膜和刷状缘侧膜的葡萄糖转运蛋白 9(GLUT9);而负责尿酸分泌的转运蛋白有多药耐药蛋白 4(MRP4)及有机阴离子转运蛋白(OATs)的 OAT1、OAT3 及 OAT4。因此,肾脏疾病时引起高尿酸血症的机制主要有两方面:①GFR 下降导致尿酸的滤过下降,见于各种原因引起 GFR 下降者;②肾小管功能异常导致对尿酸的重吸收增加和(或)分泌下降时。

(二)高尿酸血症的发生机制

1.尿酸生成过多

如前所述,尿酸的生成需要嘌呤的合成及分解代谢调控,而这一过程需要一系列酶的参与,每种酶的异常都会导致尿酸产生的异常。目前研究得比较清楚的由尿酸代谢相关酶异常导致的疾病有如下几种。

(1)莱施-奈恩综合征:是一种 X 连锁的嘌呤代谢异常性疾病,次黄嘌呤-鸟嘌呤磷酸核糖转移酶(HGPRT)活性几乎全部丧失。HGPRT 缺陷使嘌呤核苷酸补救合成途径障碍,导致次黄嘌呤和鸟嘌呤堆积,从而转变为最终代谢产物——尿酸。在婴儿及儿童时期就易发生高尿酸血症,发病早者出生后 6～8 个月就可出现明显症状。首发症状通常为高尿酸血症所致,很大一部分婴儿尿中有橙色颗粒排出,但这一症状经常被忽略以致出现自毁行为等比较明显的晚期症状时才被发现。

(2)1-焦磷酸 5-磷酸核糖(PRPP)合成酶活性过高:*PRPP* 合成酶基因突变可导致该酶活性过高,出现高尿酸血症和高尿酸尿。*PRPP* 合成酶由 *PRPS1* 和 *PRPS2* 两个基因编码,分别位于 X 染色体 *Xq22-24* 和 *Xp22.2-22.3*。已经有报道 *PRPS1* 基因点突变导致 *PRPP* 合成酶变构而使其活性增加。患者可出现血尿、结晶尿、尿道结石、肾脏病及痛风性关节炎。家族性发病者可伴有感觉神经性耳聋。患者都有高尿酸血症和高尿酸尿,体液中由于尿酸过度堆积可以导致各种症状。家族性发病者临床症状出现早。

(3)糖原贮积病:Ⅰ型糖原贮积病,患者由于葡萄糖-6-磷酸酶缺陷(G-6-PD),在少年或成年后可出现高尿酸血症和典型的痛风表现。其机制主要是尿酸合成过度,但也有肾脏排泄减少的因素。因为该病患者肾小管乳酸、羟丁酸和乙酰乙酸的排泄增加从而竞争性地抑制了尿酸的排泄。此外,Ⅲ型、Ⅴ型、Ⅶ型糖原贮积病也可以出现高尿酸血症,但一般不出现痛风。该基因突变导致的氨基酸置换(R83C 和 Q347X)可以引起Ⅰ型糖原贮积病。

2.尿酸排泄减少

高尿酸血症的发病还与尿酸的排泄有关。尿酸的主要排泄器官是肾脏,在这一方面,除肾功能减退、GFR 下降导致尿酸滤过减少外,最有可能的机制是肾小管负责尿酸重吸收及分泌的转运蛋白表达或功能异常导致的高尿酸血症,某些 CKD 患者 GFR 已明显下降但血尿酸水平却正常,而另一些 CKD 患者 GFR 并未明显下降但血尿酸水平却明显升高的事实提示,这些 CKD 患者的肾小管尿酸转运蛋白在其中发挥着重要作用。事实上绝大部分高尿酸血症的发病是与这些转运蛋白的异常有关的。关于这些转运蛋白表达或功能异常导致高尿酸血症的研究目前已知的有如下几种。

(1)URAT1 基因(SLC22A12)突变:导致尿酸排泄异常的情况分为两类,一类是导致 URAT1 失功能的突变,这种突变导致 URAT1 重吸收尿酸的功能部分或彻底丧失,从而导致低尿酸血症;而另一类则是突变导致 URAT1 重吸收尿酸的功能增强,这类突变已报道的有内含子区 SNP、启动子区突变以及外显子区突变,这类突变会导致高尿酸血症。至于慢性肾脏病时高尿酸血症的机制目前知之甚少,我们通过对部分 IgA 肾病患者的分析证实了肾功能正常的 IgA 肾病患者也有很大一部分伴有高尿酸血症,而且发现伴有高尿酸血症的这部分 IgA 肾病患者肾脏血管病变和肾小管间质病变明显重于血尿酸正常的患者。我们进一步用免疫组化方法发现伴有高尿酸血症的 IgA 肾病患者肾脏 URAT1 表达明显高于血尿酸正常的 IgA 肾病患者。体外试验证明醛固酮可以刺激肾小管上皮细胞高表达 URAT1,提示肾脏疾病时局部醛固酮增加可能是刺激 URAT1 表达增加从而导致高尿酸血症的重要机制之一。

(2)GLUT9 基因(SLC2A9)突变:如前所述,GLUT9 在肝脏的尿酸转运和肾脏的尿酸排泄过程中发挥着重要作用,GLUT9 的系统性敲除可引起轻至中度高尿酸血症及严重高尿酸尿症,而肝脏特异性 GLUT9 敲除可引起严重高尿酸血症,说明 GLUT9 在肝脏的尿酸转运及肾脏的尿酸重吸收中发挥着重要作用。GLUT9 以肾脏表达为主,GLUT9 SLC2A9 的失功能突变可导致尿酸重吸收障碍而产生低尿酸血症。

(3)ABCG2 基因突变:ABCG2 基因表达在近端肾小管的顶膜,负责尿酸的分泌。已知的 ABCG2 基因第 5 个外显子与高尿酸血症及痛风相关。

二、高尿酸血症与肾脏病

(一)高尿酸血症是肾脏病进展的危险因素

以往的研究多认为高尿酸血症只是某些肾脏病的伴随现象,并没有重视尿酸本身对肾脏的致病作用。然而,最近的几项研究均证明高尿酸血症是肾脏病进展的独立危险因素。调查发现,血尿酸>8.0 mg/dL 者 2 年内进展为肾衰竭的危险度分别是血尿酸<5.0 mg/dL 者的 2.9 倍(男性)和 10.0 倍(女性)。这种相对危险度的增加与年龄、体重指数、收缩压、总胆固醇、人血白蛋白水平、血糖、吸烟、喝酒、锻炼习惯、蛋白尿以及血尿等因素均无关。实际上,血尿酸水平的增加对肾功能不全进展的影响甚至大于蛋白尿。对 IgA 肾病患者的研究发现,伴有高尿酸血症的 IgA 肾病患者肾活检 10 年后的肾脏生存率明显低于血清尿酸水平正常的 IgA 肾病患者。当 IgA 肾病患者血尿酸水平升高至 360 μmol/L 以上水平时,肾内动脉病变的发生率明显升高,且随着患者血尿酸水平的升高,IgA 肾病患者动脉病变的发生率随之升高。反之,随着 IgA 肾病肾内动脉病变程度(积分)的增加,IgA 肾病患者高尿酸血症的发生率明显增加,血尿酸水平的增加是肾衰竭发生的独立危险因素。

(二)尿酸引起和加重肾脏病进展的潜在机制

早期的动物实验已经有直接的证据证明尿酸可以导致肾病,但其作为致病因素导致肾脏病进展的机制不明。

1.刺激血管平滑肌细胞增殖

尿酸是血管平滑肌细胞的有丝分裂源。尿酸可以直接刺激血管平滑肌细胞增殖。最近发现与尿酸共同孵育后大鼠主动脉平滑肌细胞重新表达 COX-2 mRNA。用 COX-2 抑制药或血栓素 A，受体阻断药均能阻断尿酸的促血管平滑肌增殖作用。COX-2 在伴有高尿酸血症的残余肾大鼠肾前血管表达增加，而且其表达水平与尿酸水平及血管平滑肌增殖相关。这些发现提示，尿酸可以导致血管平滑肌细胞的增殖和肾脏病进展，这一作用的机制是通过 COX-2 活化从而使血栓素表达增加来实现的。研究证实血管紧张素 Ⅱ 也可以通过 COX-2 途径促使血管平滑肌细胞增殖。除了 COX-2 途径，尿酸还可能通过血管紧张素 Ⅱ 导致血管病变。RAS 阻断药可以预防 Oxonic Acid 诱导的高尿酸大鼠的肾小球前血管病变，血管紧张素 Ⅱ 受体 Ⅰ 阻断药可以部分抑制尿酸介导的血管平滑肌细胞增殖。因此，血管紧张素 Ⅱ 和 COX-2 都可能参与了尿酸介导的血管平滑肌增殖和炎症反应。

2.肾小球前血管病变

尿酸可以使入球小动脉增厚，增加血管壁巨噬细胞的浸润，肾小球前血管病变导致肾小球及球后循环缺血从而引起肾脏损害。肾小管内流量的减少会刺激肾素分泌增加，也导致明显的高血压。动脉病变还会通过无效自身调节来提高肾小球内压，也会进一步加重肾脏损害。

3.促炎症和过氧化反应

尿酸也可以促使单核细胞促化蛋白-1(MCP-1)在血管平滑肌细胞的表达，这一作用可能是尿酸直接进入血管平滑肌细胞后使 MAPKinase 和 NK-κB 活化实现的。尿酸也可以促使体外培养的人血管细胞表达 C 反应蛋白。高尿酸还可以促进低密度脂蛋白胆固醇的氧化从而促进脂质过氧化。

(三)高尿酸血症通过高血压加重肾脏损害

1.尿酸增加机体对盐的敏感性

给大鼠以低盐饮食的同时给予尿酸氧化酶抑制药氧嗪酸后，可以制备高尿酸血症模型，这种模型大鼠即使血尿酸恢复正常，其肾脏损害仍持续存在，当再次给予高盐饮食后，模型大鼠比对照大鼠更容易发生高血压。

2.尿酸与血管内皮功能

血管内皮功能的稳定在抗高血压的发生中起着很重要的作用。研究证明，尿酸可以破坏 NO 的生成，导致血小板聚集，增加细胞因子及炎症因子的释放，从而与高血压的发生密切相关。用别嘌醇抑制尿酸的生成后可以使受损的 NO 生成得到恢复，从而减轻高血压、心力衰竭以及 2 型糖尿病的进展。

3.尿酸促进血管平滑肌细胞增殖

如前所述，尿酸通过 COX-2、血栓素 A_2 及血管紧张素系统、炎症等促进血管平滑肌细胞增殖，进而促进高血压。

高尿酸血症通过以上多种机制导致或加重高血压，从而导致肾脏损害或加重原有的肾脏病。

三、痛风性肾病

(一)痛风性肾病的发病机制

1.痛风

尿酸的一价钠盐在关节等部位形成结晶沉积以及进一步形成结石是痛风发作的物质基础。痛风结石可以直接破坏骨与关节,而尿酸结晶可以导致炎症,促发痛风的发作及进展。

尿酸结晶、结石及随后发生的炎症反应固然在痛风的发病及进展过程中发挥着重要作用,但随着近年来的不断深入研究发现,痛风的发病机制远非那么简单,事实上,许多组织、细胞,甚至生物分子均参与了该病的发生发展过程。

(1)慢性痛风的侵蚀性骨破坏:痛风结石或结节的逐渐扩大可机械性通过逐渐增加的压力破坏周围骨组织,但更为重要的是结节内部及周围的许多细胞及其分泌的细胞因子、化学驱化因子以及某些酶类,在侵蚀性骨破坏及关节损害中发挥着重要作用。实验研究证明尿酸盐结晶可促使巨噬细胞分泌环氧化酶-2(COX-2)和前列腺素 E_2(PGE$_2$),二者均可促进破骨细胞的形成及增殖。

(2)破骨细胞的作用:破骨细胞是一种多核的吞噬细胞,通过吸收矿化的骨组织在骨的重塑中发挥着重要作用。骨髓造血细胞中含有破骨细胞的前体细胞,这类细胞的表面表达一种核因子-κB 受体激活因子(RANK)的分子,当成骨细胞、骨髓间充质细胞等细胞分泌的 RANK 配体(RANKL)与破骨细胞前体细胞表面的 RANK 结合,并在单核细胞集落刺激因子(M-CSF)存在时就可促使破骨细胞的前体细胞分化成为成熟的破骨细胞。骨保护素(osteoprotegerin,OPG)是一种由成骨细胞等分泌的、可溶性的、能与 RANKL 竞争性结合到 RANK 的诱骗受体,能抑制 RANKL 与破骨细胞前体细胞上 RANK 的结合,从而抑制破骨细胞的形成,因此通过 RANKL 和 OPG 水平及活性的变化来调控成骨与破骨的动态平衡,从而调控骨重塑。痛风患者外周血破骨细胞样多核细胞明显增加,在 M-CSF 及 RANKL 存在时,这些细胞很容易被诱导成 TRAP 染色阳性的破骨细胞。虽然用尿酸结晶直接刺激破骨细胞前体细胞并不能使其分化成成熟的破骨细胞,但尿酸结晶刺激过的成骨细胞条件培养液却可以诱导破骨细胞前体细胞分化为成熟的破骨细胞,证明尿酸结晶是通过体液调节来诱导破骨细胞形成的。实验证实,事实上尿酸结晶及痛风结石均可以诱导 RANKL 和 MCSF 分泌增加,抑制 OPG 基因转录及蛋白表达,从而促进破骨细胞的分化成熟。

(3)成骨细胞的作用:成骨细胞负责新骨形成,它与破骨细胞一起是调控骨重塑的两种主要细胞。成骨细胞的前体细胞分化成为成熟成骨细胞的过程需要多种与成骨有关的因子,这些因子包括 RUNX2、SP(Osterix)、IBSP(骨涎蛋白)、BGLAP(骨钙蛋白)等。尿酸结晶显著抑制这些因子的形成,从而抑制成骨细胞的形成及骨矿化,尿酸结晶周围很容易招募中性粒细胞从而进一步抑制成骨细胞的分化成熟。尿酸结晶直接促发了这些过程,与尿酸结晶的大小并无直接的关系。这些研究表明,尿酸结晶一方面可以直接抑制成骨细胞的形成及骨矿化从而使新骨形成减少,而另一方面又可以通过调控 RANKL 与 OPG 的比例间接地促进破骨细胞的分化成熟,从而使生理状态下的骨重塑平衡遭到破坏,抑制新骨形成及加快骨吸收从而形成侵蚀性骨破坏。

(4)软骨细胞的作用:软骨细胞代谢相对缓慢,在关节软骨中,软骨细胞对细胞外基质形成和维持发挥着重要作用,这些细胞外基质包括各种胶原纤维、蛋白多糖等。尿酸结晶很容易首先沉积在关节软骨的表面,导致骨关节炎的发生,这与痛风容易首先在跖趾关节发病密切相关。关于尿酸结晶导致软骨破坏的机制尚不十分清楚,但近期的研究表明,一氧化氮(NO)可能在其中发挥着重要作用,尿酸结晶导致的前炎症状态可以导致软骨细胞 NO 活化,NO 可显著抑制蛋白多糖及 mmPs 的合成,加快软骨细胞的变性,导致骨关节炎的发生,在这一过程中 Toll 样受体 2(TLR2)介导的 NF-κB 活化也发挥了重要作用。此外,COX-2 和 PGE_2 也参与这一发病过程。

(5)炎症小体的作用已证实,炎症小体在一价尿酸盐结晶导致的炎症反应中担负着重要角色。炎症小体 NALP3 介导尿酸盐结晶促发的 IL-1β 和 IL-18 改变,NALP3 基因敲除可以显著抑制 IL-1β 和 IL-18 水平及 IL-1β 受体表达,从而减轻尿酸盐结晶导致的炎症反应。

2.急性痛风性肾病

当高尿酸血症急性发作时,往往导致急性肾衰竭,这种情况通常叫做"急性痛风性肾病",通常发生于大量过多的尿酸生成时。这种内源性的尿酸生成过多可以是某些酶的异常或代谢紊乱导致嘌呤及尿酸合成过量,也可以是大量组织破坏所致,如横纹肌溶解综合征以及某些恶性肿瘤化疗后导致的细胞大量破坏。

高尿酸血症患者若首次给予足量促进尿酸排泄的药物会导致肾绞痛和急性肾衰竭。这种情况下,由于药物抑制了尿酸在近段小管的重吸收导致大量尿酸突然在远端肾单位沉积而发病。

3.慢性痛风性肾病

慢性高尿酸血症引起的慢性肾脏损害应称之为慢性尿酸性肾病,习惯上称为痛风性肾病。慢性尿酸性肾病是常见的肾脏损害,发生的机制主要有以下 3 个方面。

(1)高尿酸血症造成肾脏超负荷排泄尿酸:肾脏是排泄尿酸的主要器官,肾脏过度排泄尿酸很容易引起尿酸盐结晶沉积于肾脏组织,沉积的部位主要是肾间质组织。导致间质性肾炎,也可阻塞肾集合管。

(2)高尿酸尿症:肾小管管腔和尿液中尿酸浓度增高可对肾脏造成明显的损害,损害的程度甚至比血尿酸浓度增高造成的更为严重。

(3)合并症与并发症所致的肾损害:临床上"痛风性肾病"多数非单纯的高尿酸血症所致,而系在此基础上合并肥胖、高血压病、高脂血症、糖尿病、动脉硬化、冠心病、脑血管疾病、肾结石和尿路感染等因素共同参与所致。这些合并的疾病或并发症会加重肾脏损害,使病情复杂化。例如痛风患者伴高血压者比对照组高 2 倍以上。

4.尿酸结石

尿酸在尿路结晶可引起结晶尿、结石和梗阻。尿酸结石多见于痛风患者,结石多在关节症状出现之前就已形成。随着血尿酸水平升高和尿尿酸排泄率的增加,尿酸结石形成的概率增大。

(二)痛风性肾病的临床表现

1.痛风的临床表现及检查

急性痛风性关节炎发病前没有任何先兆。轻度外伤、暴食、高嘌呤食物或过度饮酒、手术、疲劳、情绪紧张、内科急症(如感染、血管阻塞)均可诱发痛风急性发作。常在夜间发作的急性单关节或多关节疼痛通常是首发症状。疼痛进行性加重,呈剧痛。体征类似于急性感染,有肿胀、局部发热、红及明显触痛等。局部皮肤紧张、发热、发亮,外观呈暗红色或紫红色。大趾的跖趾关节累及最常见(足痛风),足弓、踝关节、膝关节、腕关节和肘关节等也是常见发病部位。全身表现包括发热、心悸、寒战、不适及白细胞增多等。开始几次发作通常只累及一个关节,一般只持续数日,但后来则可同时或相继侵犯多个关节,若未经治疗可持续数周。最后局部症状和体征消退,关节功能恢复。无症状间歇期长短差异很大,随着病情的进展愈来愈短。如果不进行预防,每年会发作数次,出现慢性关节症状,并发生永久性破坏性关节畸形。手足关节经常活动受限,在少数病例,骶髂、胸锁或颈椎等部位关节亦可受累。黏液囊壁与腱鞘内常见尿酸盐沉积。手、足可出现增大的痛风石并排出白垩样尿酸盐结晶碎块。环孢菌素引起的痛风多起病于中央大关节,如髋、骶髂关节,同样也可见于手。

痛风的影像学检查在痛风的诊断中有十分重要的作用。

(1)X线:有快捷、方便、良好的天然对比度及空间分辨率等优势。但发现特征性改变时往往已到晚期,与CT、MRI、超声等相比,其诊断的敏感性仅为30%左右。

(2)CT:克服了X线的组织重叠、敏感性低等缺点,有成像速度快、密度分辨率高等优点,为痛风的早期诊断提供依据。CT的高分辨率、强大的图像后处理功能、特别是三维重建技术能较完整地显示并测量痛风石的体积,观察其随时间的变化,评估临床治疗效果。但由于CT昂贵的检查费用及电离辐射,可能会限制其作为评估痛风疗效的常规检查方法。

(3)MRI:具有较高的软组织分辨率,可以任意方位成像,无电离辐射等优点,在骨关节及软组织成像中具有独特的优势,能早期发现病变。

(4)超声:在评估尿酸结晶导致的关节病中,高频超声(high resolution ultrasonogra-phy,HRUS)是一种有前景的工具。在痛风骨关节改变方面,高频超声(频率约为13 MHz)的敏感性高于MRI,它能早期显示沉积在痛风患者关节内的单钠尿酸盐(MSU)晶体及软组织内的痛风石,无辐射、经济、方便、快捷,能动态监测痛风对治疗的反应,直接引导穿刺。缺点是对微小骨质破坏不敏感及复杂结构难以良好显示,而且目前尚没有在超声下诊断痛风的金标准。

2.痛风性肾病的临床表现及检查

急性尿酸性肾病的发生是由于大量尿酸沉积肾小管的结果,患者往往有引起急性高尿酸血症和(或)急性高尿酸尿症的病史,如肿瘤化疗后、急性横纹肌溶解、痛风或高尿酸血症患者使用大剂量排尿酸药物而又没有相应碱化尿液时,容易导致急性肾衰竭。

慢性尿酸性肾病的临床特征:约85%患者在30岁以后才开始发现肾脏病变,早期有轻度单侧或双侧腰痛,有20%~40%的患者早期可间歇出现少量蛋白尿,一般不超过(++)。随着病情进展可出现持续性蛋白尿,还可有镜下血尿。尿呈酸性、可有轻度水肿、中度良性高血压。几乎均有肾小管浓缩功能下降,肾小管浓缩功能受损早于肾小球功能受损。可有夜尿增多、多尿、尿比重降低、等张尿。其后肾小球滤过率下降,尿素氮升高。病情常缓慢发展,晚期因间质性肾炎或肾结石导致肾功能不全而威胁生命,需要肾替代治疗。痛风性肾病导致的慢性肾衰竭约占尿毒症病因的1%。

单纯性尿酸性肾病,如果病因非常清楚,一般不需要肾脏活检。但如果考虑是伴随其他肾脏疾病出现的高尿酸血症,则需要进行肾活检以明确,肾脏病理改变如下。

(1)急性尿酸性肾病:由短时间内大量尿酸结晶堆积于肾脏集合管、肾盂和输尿管所导致。由于尿液中尿酸浓度骤然增高形成过饱和状态。显微镜下可见管腔内尿酸结晶的沉积,形成晶体或呈雪泥样沉积物,可阻塞肾小管,近端肾小管扩张,而肾小球结构是正常的。这种肾病通常是可逆的。这些沉积物导致梗阻及急性肾衰竭。间质纤维化及痛风石通常不会出现。如果得到恰当的治疗,肾功能可恢复正常。

(2)慢性尿酸性肾病:长期但不严重的高尿酸血症患者易出现肾脏的小管间质的慢性病变,有时也称痛风性肾病。其严重程度与血尿酸升高的持续时间和幅度有关。慢性高尿酸血症可导致尿酸晶体主要在远端集合管和肾间质沉积,尤其在肾髓质和乳头区。镜下可见尿酸和单钠尿酸盐在肾实质内沉积。间质尿酸结晶来源于集合管,这些结晶体形成核心,周围有白细胞、巨噬细胞浸润及纤维物质包裹。这种标志性组织学改变称为痛风石。经典的痛风性肾病,痛风石在皮髓交界处及髓质深部沉积。在有长期痛风病史的患者中,肾脏不仅表现为痛风石形成,而且还伴有纤维形成、肾小球硬化、动脉硬化及动脉壁增厚。

(3)肾结石:镜下可见尿酸结晶在肾乳头和集合管内沉积。

(三)痛风性肾病的治疗

1.痛风急性发作期的治疗

治疗的目的:通过抗感染治疗缓解急性炎症及疼痛,治疗的目标是使疼痛缓解或彻底消失。急性期的主要治疗药物有以下3种。

(1)非甾体消炎药(NSAID):对已确诊的痛风急性发作有效。痛风发作急性期可短时间使用大量的NSAID,但须注意胃黏膜损害、肾损害以及药物间的相互作用。NSAID通常与食物一起服用,连续服2~5天。NSAID可以引起许多并发症,包括胃肠道不适,高钾血症(出现于那些依赖前列腺素E_2维持肾血流量的患者)和体液潴留。用NSAID有特别危险的患者包括老年患者、脱水者,尤其有肾脏疾病史的患者。

(2)糖皮质激素:不能使用NSAID或NSAID无效甚至发生多发性关节炎时,可以使用糖皮质激素。泼尼松35 mg,一天一次,共5天的疗效与萘普生500 mg,一天两次的疗效相当,而且并未表现较大的副作用,长效皮质激素也可以通过关节注射达到痛风的长期缓解。

(3)秋水仙碱:疗效一般很显著,症状通常于治疗后12小时开始缓解,36~48小时完全消失。秋水仙碱易导致恶心、呕吐、腹泻等消化系统不良反应,严重腹泻可造成严重的电解质紊乱,尤其在老年人可导致严重后果,秋水仙碱也可以导致严重骨髓抑制甚至死亡。传统的秋水仙碱的用法及剂量是首次给予1.2 mg,然后每小时追加0.6 mg至6小时,累计总剂量4.8 mg,但最近的一项病例对照研究发现,首次给予1.2 mg后,只在随后的1小时追加0.6 mg,累计总剂量只有1.8 mg的小剂量治疗方法疗效与大剂量方法相当,但消化道反应等不良反应却明显减少,甚至与安慰药相当,因此FDA已批准使用小剂量方法来控制痛风的急性发作。

2.慢性痛风的治疗

慢性痛风的治疗包括降尿酸治疗和抗炎两方面。

(1)降尿酸治疗的主要药物。

1)别嘌醇:抑制尿酸生成。应用于对饮食控制等常规治疗无效、结石复发或痛风患者。别嘌醇也可以使已形成的结石体积减小,但有些人会出现严重的过敏反应,皮肤坏死溶解、表皮脱落性皮炎、多型红斑(Stevens-Johnson综合征)、白细胞增多等。有肾功能减退的患者的风险更大,尤其是没有调整用药量的时候。如果肾功能是正常的,别嘌醇的初始剂量应该为每天100 mg,逐渐加量至300~400 mg,最大剂量每天800 mg。如果有肾功能不全,应随时调整剂量。每天300 mg的剂量对于85%的患者都是有效的。

2)促进尿酸排泄的药物:①丙磺舒(Probenecid,羧苯磺胺)。②苯溴马隆(Benzbromarone)。这是迄今为止最强效的降尿酸药物,对于严重的肾脏疾病患者也可服用,通常患者都能适应,可用于长期性治疗高尿酸血症及痛风病。毒性作用轻微,对肝肾功能无明显影响。③磺吡酮(Sulfinpyrazone,硫氧唑酮)。④苯碘达隆(Benziodarone)。对于别嘌醇过敏者可使用,有临床观察发现其大剂量应用时,在肾移植患者中降尿酸效果优于别嘌醇。⑤氯沙坦:该药物除可降低血压外,还有促尿酸排泄的功能。其机制可能是与尿酸竞争转运,并可以保护肾功能。

3)尿酸氧化酶类药物:静脉注射尿酸氧化酶药物可以将尿酸分解为尿囊素。目前商品化的尿酸氧化酶主要有两类,一类是天然的尿酸氧化酶,如从黄曲霉菌提取纯化的Uricozyme,另一类则是用基因重组技术制备的尿酸氧化酶,如Rasburicase。

4)其他:促进肠道排泄尿酸药,如一些药用炭类的吸附剂,与别嘌醇合用效果好。血液透析对于因恶性肿瘤治疗而产生的急性高尿酸血症可以考虑使用。

(2)抗感染治疗的主要药物。

1)秋水仙碱:每次口服0.6 mg,每天1~2次,持续使用最多可达6个月,能降低痛风急性发作的次数。

2)非甾体消炎药:典型的药物有萘普生,250 mg,每天两次,可持续给药8周至6个月,给药期间为防止消化道不良反应应加用质子泵抑制药等抑制胃酸分泌的药物。

3.痛风的一般治疗

痛风的一般治疗除特殊疗法外,在急性发作期还需要注意休息,大量摄入液体,防止脱水和减少尿酸盐在肾脏内的沉积。患者宜进软食,为了控制疼痛,有时需要可待因30~60 mg,夹板固定炎症部位也有帮助。降低血清尿酸盐浓度的药物,必须待急性症状完全控制之后应用(一般为1~2周)。

饮食治疗方面应限制高嘌呤饮食,限制饮酒及高热量食物的摄入。防治肥胖及代谢综合征。

4.痛风性肾病的治疗

(1)降尿酸治疗。

(2)透析治疗:对于因恶性肿瘤使用溶细胞药物治疗而产生的急性高尿酸血症或肾衰竭引起的高尿酸血症必要时可以考虑血液透析或腹膜透析治疗。

5.痛风治疗新进展

除了抗炎及降尿酸治疗外,通过对痛风发病机制的深入研究,人们已尝试用新的途径或药物来治疗痛风。例如,抑制IL-1β通路的药物,抑制这条通路的药物目前已经在观察的有3种:Anakinra,是IL-1β受体的拮抗药,最初是用来治疗类风湿关节炎的;Rilonacept或称IL-1诱骗药,是将两个分子的 1L-1β 受体用免疫球蛋白连接在一起的制剂;Canakinumab,是抗 IL-1β 的单克隆抗体,临床已用来治疗儿童周期性发热。其中后两种药物在治疗痛风方面的几项临床观察结果已相继报道,Canakinumab 与氟羟泼尼松龙骨骼肌内给药的对照研究,以及 Canakinumab 与秋水仙碱或 NSAID 治疗痛风的对照研究结果均显示 Canakinumab 有显著的治疗作用。Rilonacept 与安慰药的对照研究也显示 Rilonacept 在控制痛风复发方面效果显著。相信通过这些新的药物和治疗手段的不断出现,痛风的防治将会逐渐走向更加容易控制、更少药物的不良反应的未来。

第四节　微小病变肾病

微小病变肾病(minimal change disease,MCD)是指临床表现为肾病综合征、光镜下无明显病理改变、电镜下以足细胞足突融合为特点的一类肾小球疾病。本病最早在 1913 年由 Monk 最早报道。

MCD 是儿童肾病综合征最常见的病理类型,约占 10 岁以下儿童肾病综合征 90% 以上,10 岁以上未成年人肾病综合征 50%～70%,成人肾病综合征 10%～20%。儿童 MCD 患者男女比例为 2～3:1,成年患者接近 1:1。MCD 在亚洲发病率较高,欧洲和北美相对较低,这可能与环境、人种、不同单位肾活检指征掌握的差异有关。

一、病因与发病机制

微小病的发病机制可能为 T 淋巴细胞功能异常及循环中存在多种使毛细血管通透性增加的循环因子,损害了肾小球的电荷屏障,产生选择性蛋白尿。因为激素和烷化剂治疗 MCD 有效,病毒如麻疹病毒感染时由于抑制了细胞免疫,可使 MCD 缓解。此外,从来源于 MCD 患者的 T 细胞杂交瘤中提取到的肾小球通透因子可引起类似 MCD 症状。T 细胞产生的某些淋巴因子,使肾小球毛细血管壁通透性增加,当去除这些通透因子,则肾脏毛细血管的通透性恢复正常。临床也观察到反复发作的 MCD 患者肾脏移植给其他患者后,蛋白尿消失,证实循环中可能存在使毛细血管通透性增加的因子。部分 MCD 与病毒感染、药物、恶性肿瘤及变态反应有关。某些患者发病前有药物反应史。非甾体消炎药(NSAID)尤其是布洛芬可引起 MCD,其他相关药物还有干扰素、青霉素和利福平等。MCD 偶尔与淋巴瘤有关,通常是霍奇金病,也可伴实质性肿瘤发生,出现明显的副肿瘤综合征现象。MCD 还与变态反应有关,去除致变态原可缓解蛋白尿。MCD 还与造血干细胞移植后的移植物抗宿主反应相关。

二、病理

光镜:肾小球形态结构大致正常,毛细血管壁不增厚,开放良好。近端小管上皮细胞中可见双折光的脂质小滴和 PAS 染色阳性的蛋白小滴。间质水肿罕见,即使在严重肾病综合征和全身水肿的患者亦如此。若 MCD 伴可逆性急性肾衰竭综合征,则可见局灶性近端小管上皮扁平化。

免疫荧光:MCD大部分患者无免疫球蛋白和补体沉积,偶可见系膜区 IgM 和 C3 弱阳性〔一般不超过(＋)〕,如果电镜下没有看到系膜区电子致密物沉积,仍符合微小病变诊断。

电镜:微小病变在电镜下的特征表现为广泛的足细胞足突消失(effacement of podocyte foot processes),肾小球脏层上皮细胞足突消失、融合、空泡变、裂孔闭塞,微绒毛形成,但这并非特异性的,因为任何导致严重蛋白尿的疾病肾小球均有此改变。病变程度与尿蛋白量并不一致,但与肾小球滤过率(GFR)下降程度一致。病变活动时足突广泛消失、融合;病情缓解时足突消失程度减轻。其他电镜表现还有足突细胞肥大、胞浆内脂质和蛋白小滴增多、游离面微绒毛变形等。毛细血管襻上的内皮细胞裂孔常正常,小球基底膜不增厚。

三、临床表现与并发症

儿童发病高峰年龄在 2～6 岁,成人以 30～40 岁多见,60 岁以上患者的肾病综合征中,微小病变性肾病的发生率也不低。儿童中男性为女性 2 倍,成人男女比例基本相似。约 1/3 患者患病前可有上呼吸道感染或其他感染。起病大多较急,临床表现为单纯性肾病综合征即严重蛋白尿、低蛋白血症、高脂血症和水肿,占儿童肾病综合征的 90％,成人的 20％。儿童 MCD 常出现胸腔积液和腹水,出现腹痛时可能合并腹膜炎,常有肝脏增大伴疼痛,水肿严重时甚至累及外生殖器。儿童中有中度高血压者占 13％～30％,成人较儿童多发。血肌酐在发病时可有轻度上升。高血压和血肌酐升高均可随肾病综合征的缓解而恢复正常。但在 60 岁以上成人,可出现严重的高血压,肾功能不全也更为多见。MCD 常有脂尿,偶见镜下血尿(尤其是成人),肉眼血尿罕见,无红细胞管型。由药物所致的 MCD 患者不仅有蛋白尿,而且大部分有因急性小管间质性肾炎所致的脓尿和肾功能不全,停药后大部分患者蛋白尿即能缓解,但脓尿和肾功能完全恢复可能需花数周甚至数月的时间。变态反应相关的 MCD 常伴有过敏表现如皮疹、IgE 水平升高等。

MCD 的并发症有可逆性急性肾衰竭综合征,成人发病率高于儿童。研究显示出现此综合征的 MCD 患者一般年龄偏大,血压较高,发病时尿蛋白量高,尿中可出现肾小管细胞管型和颗粒管型。肾活检显示动脉粥样硬化,可出现灶性小管上皮细胞扁平化,类似于缺血性急性肾衰竭的病变。患者肾功能均能恢复,但其中一部分可能需要透析支持后才能恢复。因此在治疗老年 MCD 患者时要注意是否伴急性肾衰竭,在糖皮质激素治疗的同时可能还需要给予透析支持以帮助患者顺利度过。另一并发症是骨密度降低,可能是由于糖皮质激素的作用及维生素 D 缺乏所致。

四、实验室检查

MCD 特点为严重的蛋白尿。小于 15％的患者出现镜下血尿,肉眼血尿罕见。部分患者随着血浆蛋白的迅速降低出现血液浓缩,血红蛋白和血细胞比容增高。由于高纤维蛋白原和低白蛋白血症,血沉增快。血清总蛋白降至 45～55 g/L,白蛋白浓度通常低于 20 g/L,甚至低于 10 g/L。血总胆固醇、低密度脂蛋白、甘油三酯水平升高,由于高脂血症,可以出现假性低钠血症,而低白蛋白血症使血钙降低。病情严重患者出现血液黏滞度升高,红细胞聚集,血纤维蛋白溶原酶和抗血栓因子Ⅲ减少,从而促进血栓形成。患者肾功能一般正常(部分患者发病时血肌酐可轻度升高），但老年患者可出现急性肾衰竭。发作期 IgG 浓度一般很低，复发患者更为明显，故易于感染。IgM 在发作期及缓解期均轻度增高，IgA 亦升高。半数以上患者 IgE 升高，表明疾病与过敏相关。血补体正常。

五、诊断与鉴别诊断

根据患者临床表现及实验室检查结果，诊断肾病综合征并不困难。微小病变的明确诊断有赖于肾组织活检。在成年人肾病综合征，微小病变并不是最主要的病理类型，为进行鉴别及指导治疗，肾活检是必要的。在儿童肾病综合者患者，常常不首先进行肾活检，即按照微小病变进行激素正规治疗。但对于激素依赖、激素抵抗、频繁复发及需要应用免疫抑制剂的儿童患者，也应进行肾活检。

诊断原发性微小病变之前应当排除继发性微小病变，常见的继发性因素包括病毒感染、药物、肿瘤及过敏反应。

与微小病变肾病关系较密切的是淋巴瘤，尤其是霍奇金淋巴瘤。有些实体瘤伴发微小病变，有时甚至出现在肿瘤发现前。因此不论是儿童还是成人患者，进行肿瘤方面的筛查是很有必要的。

部分微小病变与过敏反应存在联系，常见的如花粉和食物。这些患者最重要的是去除过敏原，往往可以显著减轻蛋白尿。但寻找过敏原是困难的，尤其存在于食物中的过敏原，因此应详细询问患者过敏史，找出可能的过敏原。

六、治疗方案

微小病变很少能自动缓解，因此必须积极治疗，否则易因脂质紊乱、动脉粥样硬化、感染等产生较高的死亡率。治疗的目的是达到尿蛋白缓解。儿童微小病变对糖皮质激素非常敏感，首选治疗是正规激素口服治疗。在未行肾活检时，激素敏感甚至可以作为诊断微小病变的证据。成人 MCD 则疗效较儿童差，糖皮质激素治疗后起效慢，部分患者起始激素治疗 3～4 个月才起效，且只有约 75% 的患者激素治疗有效。超过半数的患者尿蛋白缓解后会复发，超过 1/3 的成人患者会频繁复发可成为激素依赖型。40% 儿童 MCD 至成人时会复发。与儿童相比，成人 MCD 的治疗时间更长。泼尼松或泼尼松龙 1 mg/kg（最大剂量 80 mg/d）每日顿服或 2 mg/kg 隔日顿服。在患者能耐受的情况下，若尿蛋白缓解，则起始剂量的激素最少应用 4 周，若尿蛋白不缓解，可延长足量激素应用时间，但最长不超过 16 周。尿蛋白完全缓解后，激素每周减量 5～10 mg，整个疗程为 6 个月。如果患者有应用激素的相对禁忌证或不耐受足量的激素治疗（如未控制的糖尿病、精神症状、严重的骨质疏松），建议应用口服环磷酰胺（CTX）或钙调磷酸酶抑制剂治疗（CNI）。对于频繁复发的成人 MCD，可再次重复应用上述的足量激素诱导和逐渐减量的治疗方案。

对于频繁复发或激素依赖的成人 MCD，建议口服 CTX 2～2.5 mg/(kg·d)，治疗 8 周。对于应用 CTX 后仍复发或希望保留生育功能的患者，建议 CNI 环孢素 3～5 mg/(kg·d) 或他克莫司 0.05～0.1 mg/(kg·d)，分 2 次用，应用 1～2 年。对于不耐受激素、CTX 和 CNI 治疗的患者，建议用 MMF 每次 0.5～1.0 g，每天 2 次，应用 1～2 年。

约 10％的成人 MCD 经足量激素治疗 16 周尿蛋白不缓解,称为激素抵抗 MCD。对于激素抵抗的患者 MCD 患者要重新评估病情,应重新进行肾活检明确是否为局灶节段肾小球硬化(FSGS),FSGS 的疗效和预后均差于 MCD。对于激素抵抗的 MCD 的治疗目前尚缺乏足够的 RCT 研究,治疗原则同 FSGS 的治疗。

如果 MCD 患者病情严重,甚至出现 AKI,需要透析治疗时,仍需同时使用糖皮质激素作用为一线治疗。研究显示,儿童 MCD 患者至成人时 MCD 复发,但这些患者的心血管风险并未升高,因此儿童期间短暂的高脂血症并不意味着远期心血管风险增加。故对于 MCD 伴高脂血症的患者,不建议应用他汀类降脂药物。严重 NS,积极利尿治疗的 MCD 患者应用 ACEI 或 ARB 易出现 AKI,因此对血压正常的 MCD 患者不建议应用 ACEI 或 ARB 降尿蛋白。

第五节　膜性肾病

膜性肾病(membranous nephropathy,MN)是以大量蛋白尿或肾病综合征为主要表现,病理上以肾小球毛细血管基膜均匀一致增厚、有弥漫性上皮下免疫复合物沉积为特点,一般不伴有细胞增殖的一组疾病,分特发性膜性肾病(idiopathic membranous nephropathy,IMN)与继发性膜性肾病两类,导致继发性 MN 的病因很多,临床诊断时应仔细鉴别。本节主要介绍特发性膜性肾病。

一、病因与发病机制

特发性膜性肾病是一种免疫介导的疾病,目前更倾向于是一种自身免疫性疾病,原位免疫复合物沉积于肾小球基膜的上皮侧,导致免疫损伤和炎症。目前已经明确导致成人 IMN 的自身抗原包括足细胞抗原 M 型磷脂酶 A2 受体(M-type phospholipase A2 receptor,PLA2R)和导致少数新生儿 IMN 的足细胞中性内肽酶(neutral endopeptidase,NEP)。在 20 世纪 50 年代 Walter Heymann 采用大鼠近端肾小管上皮细胞刷状缘提取物(FxlA)免疫 Lewis 大鼠,建立了类似于人膜性肾病改变的主动型 Heymann 肾炎模型,诱导大鼠肾小球上皮下免疫复合物沉积并出现蛋白尿,建立了被动型 Heymann 肾炎模型。被动型 Heymann 肾炎模型的建立表明膜性肾病中免疫复合物系肾小球原位沉积,而非来源于循环免疫复合物或抗原种植,靶抗原应该是肾小球中的某特殊组分。在 20 世纪 80 年代初,终于鉴定出此抗原并命名为 Megalin。但是 Heymann 肾炎并不能完全阐明人特发性膜性肾病的发病机制。首先,Megalin 在人类足细胞并不表达,甚至与 Megalin 结构相似的抗原在人类足细胞也未被发现。其次,Hevmann 肾炎肾小球中沉积的 IgG 抗体很容易激活补体经典途径,但是,在人类 MN 中沉积的 IgG 主要为亚型 IgG4,它不能激活补体经典途径。Debiec 发现一组新生儿特发性膜性肾病由于先天性足细胞 NEP 缺乏的母亲妊娠中产生抗 NEP 抗体,通过胎盘作用于胎儿肾小球基底膜的 NEP 产生原位免疫复合物致病,并鉴定出 NEP 是导致 IMN 的自身抗体。但抗 NEP 抗体仅在特定人群中检出,并非大多数 IMN 患者的致病抗原。Beck 等发现了足细胞抗原 M 型 PLA2R 是成人 IMN

的靶抗原,70%的患者体内可找到此抗 PLA2R 抗体,且为 IgG4 亚型。在继发性膜性肾病和其他类型肾小球疾病中,则少见此抗体存在。免疫复合物形成后激活补体,激活补体形成膜攻击复合物 C5b-9,它可导致足细胞功能和结构受损,释放活性氧,启动脂质氧化应激,花生四烯酸产生增加,足细胞的骨架蛋白和 GBM 结构遭到破坏,最终形成蛋白尿。在 IMN 中,上皮下免疫复合物以 IgG4 沉积为主,它只能激活补体替代途径,而 IgG1 和 IgG3 可同时激活经典途径和替代途径。IgG4 由 B 细胞产生,因此,抑制 B 细胞增殖将来可能成为膜性肾病一个新的靶向性治疗措施。特发性膜性肾病与免疫遗传学指标可能相关,特发性膜性肾病患者的足细胞的结构、数目及足细胞相关蛋白分布异常,提示膜性肾病也是一种足细胞病。继发性膜性肾病主要由循环免疫复合物所致。

二、病理

早期肾脏肿大、苍白,慢性肾衰竭晚期肾脏大小仍正常或略小。本病光镜和电镜下病理特点为上皮下免疫复合物沉积和基底膜增厚及变形。IMN 的免疫复合物只分布在毛细血管袢而不分布在系膜区,一般无内皮或系膜细胞增生。继发性膜性肾病由循环免疫复合物引起,免疫复合物除分布于毛细血管袢外,还可在系膜区沉积,系膜区有电子致密物沉积。免疫荧光检查可见 IgG、C3 呈细颗粒状弥漫性沉积于肾小球毛细血管袢,IMN 以 IgG4 沉积为主,而继发性MN 则以 IgG 的其他亚型沉积为主,有时可见 IgM 及纤维蛋白。肾间质可见以淋巴细胞为主的细胞浸润,其程度与其肾病综合征和肾功能程度损害明显相关。

三、临床表现

特发性膜性肾病可见于任何年龄,但以成人多见,平均发病年龄 35 岁左右,男女比例为2:1,占成人肾病综合征的 20%~40%,在原发性肾小球疾病中约占 10%。起病隐匿,少数有前驱感染史。15%~20%以无症状性蛋白尿为首发症状,80%表现为肾病综合征。蛋白尿为非选择性,30%~50%成人患者有镜下血尿,肉眼血尿罕见。早期血压多正常,随病程进展约50%出现高血压,可随肾病缓解而恢复正常。80%有不同程度水肿,重者可有胸腔积液、腹水等体腔积液。本病早期肾功能多正常,约 30%缓慢进展为慢性肾功能减退,部分进入终末期肾病,需要透析或移植治疗。本病较易合并抗肾小球基底膜型新月体肾炎,可能由于基底膜受损引起膜抗原裸露或释放,导致抗基底膜抗体形成。血清中可能检测到抗基底膜抗体和抗中性粒细胞抗体。因此,如果病情稳定的患者出现迅速地肾功能减退和快速进展性肾炎样表现,应高度警惕此并发症的可能。

特发性膜性肾病的另一显著特点是易合并静脉血栓,发生率各报道差异颇大,此可能与各报道中患者的病情、诊断血栓的方法等因素有关。血栓形成可见于任何部位,但以肾静脉血栓相对多见,为 4%~52%。急性肾静脉血栓形成表现为突然出现的腰痛,伴肾区叩击痛。尿蛋白突然增加,常出现肉眼血尿、白细胞尿和高血压,超声检查见病侧肾脏增大。双侧肾静脉血栓形成可致少尿和急性肾损伤。慢性肾静脉血栓形成表现为肾病综合征加重,并出现肾小管功能损害表现,如肾性糖尿、氨基酸尿和肾小管性酸中毒等。核素肾图及 CT 亦有助于诊断,确诊需作肾静脉造影。肺、脑、心和下肢等部位血栓可有相应表现,需特别警惕的是,栓子脱落可导致猝死。

四、辅助检查

蛋白尿是膜性肾病最显著的特点。80％以上的患者每天尿蛋白＞3 g,部分患者甚至每天可＞20 g。严重患者出现低白蛋白血症及其他蛋白如 IgG 的丢失。血脂蛋白升高,常见 LDL 和 VLDL 升高。30％～50％的患者发病时可有镜下血尿,但不足 4％的成人患者会出现肉眼血尿,但儿童肉眼血尿的发生率较成人高,发病时患者的肾功能正常或仅轻度减退。补体 C3 和 C4 水平通常正常,在一些活动性膜性肾病患者,尿中可检测出膜攻击复合物 C5b-9,病变静止时,其排出减少。膜性肾病患者有高凝倾向,血纤维蛋白原升高,循环中前凝血因子升高,抗凝因子如抗凝血酶Ⅲ降低。静脉血栓形成时静脉造影、Doppler 超声和磁共振检查可发现栓子。

继发性膜性肾病,行乙肝标志物、丙肝抗体、抗核抗体(ANA)、抗双链 DNA(SLE 标志)、补体 C3、补体 C4 及冷球蛋白等检查可能有阳性发现。部分患者抗肾小球基底膜抗体(抗 GBM)和抗粒细胞胞浆抗体(ANCA)可阳性,肿瘤相关性者检查胸片、结肠镜、大便隐血、女性乳房 X 线照相等,肿瘤标志物如 CEA 和 PSA 等可能有阳性发现。干细胞移植患者,需明确是否有明确的移植物抗宿主反应,这亦可能与继发性膜性肾病相关。

五、诊断与鉴别诊断

成人以大量蛋白尿尤其是以肾病综合征为主要表现者,应疑及本病,确诊靠肾病理学检查。早期膜性肾病应与轻微病变或局灶性肾小球硬化鉴别,有时在光镜下不能区别,需电镜检查区分。

无论是初诊的还是复诊的膜性肾病患者,都要警惕是否有并发症,如临床上出现急性腰腹痛、难以解释的血尿、蛋白尿增加、急性肾功能损害伴单或双侧肾体积增大等,应高度怀疑肾静脉血栓形成,并作 CT、MRI、B 超或多普勒超声血流图、肾静脉造影术等检查,经皮股静脉穿刺选择性肾静脉造影术发现血管充盈缺损或静脉分支不显影即可确诊,若仅观察到某一局部造影剂引流延迟也应怀疑该部位有小血栓存在。慢性型(尤其发生在左肾时)有时还能见到侧支循环。

六、治疗

(一)一般治疗

1.休息

大量蛋白尿、水肿明显时应卧床休息。

2.限钠

成人每天摄钠 2～3 g,儿童适当减少。尿少而血容量偏多时,还应限制水摄入。

3.蛋白和热量摄入

高蛋白饮食可致肾小球高负荷、高滤过而致肾损伤,对无明显肾功能损害者,蛋白质摄入以 1～1.5 g/(kg·d)为宜,应以含必需氨基酸的优质蛋白为主。必要时适当静脉输入白蛋白,以提高胶体渗透压和循环血流量,增进利尿。每天摄入热量应达 1800～2000 kcal,足够的热量摄入可减少蛋白质分解。

4.利尿

水肿明显又无低血容量的少尿患者,在限制钠盐无效时,可适当应用利尿药。

(二)激素及其他免疫抑制剂

多数学者主张根据其预后危险程度而有选择地加以治疗,以避免对低危患者过于积极地使用免疫抑制剂而引起药物的不良反应。对于无肾病综合征、无高危因素、肾功能正常的年轻患者,不需用免疫抑制剂,可给予血管紧张素酶抑制药和(或)血管紧张素Ⅱ受体拮抗药类药物,控制血压在 125/75 mmHg,并长期随访肾功能和尿蛋白,定期评估风险。对于有肾病综合征,尿蛋白持续每天>4 g,超过基线水平的 50%,即使经抗凝和 ACEI 或 ARB 抗蛋白治疗 6 个月以上尿蛋白仍未进行性下降的;或出现严重的、致残或致命的肾病综合征相关的并发症时;或6~12 个月内 Scr 升高超过最初诊断时的 30%,但 eGFR≥25~30 mL/(min·1.73 m²),且这种改变不能用上述药物或感染等原因解释的,推荐开始应用激素及免疫抑制剂治疗。但对于 Scr>309 μmol/L(>3.5 mg/dL)或 eGFR<30 mL/(min·1.73 m²),超声示双肾缩小(长径<8 cm),或有严重的或致命的感染,不应用免疫抑制剂治疗。

需用激素和免疫抑制剂的 IMN 的初始治疗,激素与烷化剂联合应用则可诱导长期缓解。

1.初始治疗

初始治疗包括 6 个月的交替周期性口服和静脉应用糖皮质激素及口服烷化剂。治疗方法:甲泼尼松龙每天静脉滴注 1 g,连续 3 天,继以泼尼松 0.5 mg/(kg·d),晨顿服,连用 27 天,下月用苯丁酸氮芥 0.1~0.2 mg/(kg·d)或 CTX 2 mg/(kg·d),共 30 天。如此交替,共 6 个月。只要患者未出现肾功能减退或严重的致残或潜在致死的与 NS 相关的并发症出现,则至少完成 6 个月的上述周期性交替治疗,经 6 个月治疗病情无缓解才考虑为治疗无效。治疗中需根据患者的年龄和 eGFR 调整 CTX 或苯丁酸氮芥的剂量。每天(非周期性的)应用口服烷化剂治疗也可能是有效的,但药物相关的毒性风险的发生可能更高,尤其是应用超过 6 个月时。

2.IMN 的其他初始治疗方案

神经钙调蛋白抑制(CNI)治疗:符合初始治疗标准的 IMN,但不愿接受周期性激素和烷化剂治疗或存在治疗禁忌证的患者,推荐应用环孢素或他克莫司治疗至少 6 个月,建议 CNI 剂量在治疗 4~8 周内减至起始剂量的 50%,达到缓解且无 CNI 治疗相关的肾毒性出现,可持续治疗至少 12 个月。CNI 治疗中需常规监测 CNI 浓度,当治疗中出现无法解释的 Scr 升高(>20%),也需监测 CIN 浓度。

3.初始治疗中不推荐应用的药物

在初始 IMN 治疗中,不推荐单独应用糖皮质激素和 MMF 治疗。

4.对初始治疗抵抗的 IMN 治疗

对初始烷化剂/激素治疗抵抗的患者,建议应用治疗 CNI 治疗。对初始应用 CNI 治疗抵抗的患者,建议应用烷化剂/激素治疗。

5.成人 IMN 肾病综合征复发的治疗

可再次应用初始达缓解的治疗方案,初始应用 6 个月周期性烷化剂/激素治疗的患者,当复发时,此治疗方案仅可再用 1 次。

6.儿童 IMN 的治疗

建议儿童 IMN 治疗同成人 IMN 治疗,但儿童周期性烷化剂/激素治疗不要超过 1 个疗程。

7.其他免疫抑制治疗

合成的肾上腺皮质激素(ACTH)和抗 CD20 单抗治疗 IMN,可以显著减轻患者的蛋白尿,但其长期疗效仍需进一步研究。

只有当 IMN 患者无大量蛋白尿(每天>15 g),但出现快速肾功能减退(1～2 个月内 Scr 翻倍),需重复肾活检。

(三)高凝血症及肾静脉血栓形成的治疗

建议对 IMN 肾病综合征患者,有显著的低白蛋白血症(<25 g/L)及高血栓形成风险,应考虑应用口服华法林预防性抗凝。肾静脉或其他部位血栓形成的抗凝治疗,常用肝素 1～2 mg/(kg·d)及尿激酶 4 万～8 万 U 加入 5% 葡萄糖液 250 mL 中缓慢静滴,2～4 周为 1 个疗程。亦可用低分子量肝素 5000 U 腹壁皮下注射,每天 1 次。对血纤维蛋白原增高者,可用降纤酶 5 U 加入生理盐水 250 mL 缓慢静滴,每天 1 次,5～7 天为一疗程。疗程结束后,继以口服华法林 2.5 mg/d,双嘧达莫 25～50 mg,每天 3 次。上述治疗尚可减少蛋白尿,改善肾功能。抗凝治疗有潜在出血危险,应加强监护。已有肾静脉血栓形成者,除上述治疗外,可在早期(起病后 3 天内)肾动脉插管给予溶栓药,如尿激酶、降纤酶等。对于急性肾静脉大血栓,在保守治疗无效时,尤其是双肾、孤立肾或右肾大血栓,可考虑手术摘除。在抗凝治疗的同时应积极治疗肾病综合征,防治加重高凝的因素,如合理应用激素与利尿药,防治高脂血症及其他部位栓塞并发症等。

七、病程与预后

膜性肾病进展缓慢,儿童自然缓解率为 30%～50%,未经治疗的成人膜性肾病,其 1 年、2 年和 3 年的完全缓解率分别为 10%、16% 和 22%。

预后与多种因素有关:①持续大量蛋白尿,是长期预后不佳最重要的指标。若患者尿蛋白>8 g/d,持续 6 个月以上,66% 可能进入慢性肾功能不全;每天尿蛋白>6 g,持续 9 个月以上,55% 可能进入慢性肾功能不全;若患者每天尿蛋白>4 g 达 18 个月以上,则进入慢性肾功能不全的风险更高。②就诊时肾功能减低,病程中肾功能进行性恶化的风险高。③儿童较好,50 岁以上者较差。④女性预后比男性好。⑤肾活检病理分期。Ⅰ期多可缓解甚至恢复,Ⅱ期亦较好,Ⅲ～Ⅳ期预后不佳。肾小管萎缩、肾间质纤维化是预示 IMN 肾功能恶化的独立的危险因素。IMN 伴新月体形成和局灶性节段性肾小球硬化也是预后不良的重要指标。⑥有严重并发症者亦差。在肾移植中,本病很少复发。

第六节　肾淀粉样变性病

一、概述

淀粉样变是一种全身性疾病,其临床和病理表现由细胞外淀粉样蛋白(不溶性的纤维结构蛋白)沉积于全身各脏器所致,沉积于肾脏则引起肾脏病理改变,主要临床表现为肾病综合征。肾脏为淀粉样变最常见受累器官(50%~80%),其以刚果红染色阳性的淀粉样纤维沉积为特征。本病多见于 50 岁以上患者,常伴有多系统、多器官损害,男性多于女性,主要临床表现为蛋白尿或肾病综合征,最终可进展为终末期肾病。

根据淀粉样蛋白的生化特点及其疾病的临床表现,分为 AL 型(原发性淀粉样变,最为常见)、AA 型(继发性淀粉样变,与长期炎症相关)、AF 型(遗传性淀粉样变)、AB2M(透析相关性淀粉样变)等。

(一)病因和发病机制

淀粉样变属于蛋白质构象疾病,其致病的分子基础是蛋白质的构象异常,形成具有 β-片层结构的纤维样蛋白并沉积,继而影响正常细胞和组织的功能并逐渐取代正常结构,最终导致组织器官的功能障碍甚至衰竭。

1.促进淀粉样原纤维形成的机制

蛋白质的正确折叠是其行使生物学功能的分子基础,但氨基酸组成、环境因素或细胞内"纠错程序"发生异常时,蛋白质出现异常折叠并且积聚形成不溶性淀粉性纤维。包括基因突变导致氨基酸成分异常、淀粉样物前体蛋白浓度增加(如野生型的转甲状腺素蛋白)、蛋白质水解片段的增多。以上变化易导致蛋白质的异常折叠而最终致病。

至今已证明,至少 25 种蛋白可作为前体蛋白引起淀粉样变性病,虽然组成淀粉样物质的蛋白各异,但它们具有共同的 β 折叠结构。血清淀粉样物质 P(SAP)、葡胺聚糖(GAGs)、载脂蛋白 E 等可促进淀粉样物质聚集和沉积、抑制其解聚。

2.淀粉样物质在肾内特异性沉积

淀粉样物的沉积是多步骤、多因素参与的过程,且具有一定器官或组织选择性,包括局部 pH、氧化、高温、蛋白水解多用、渗透压、金属离子、局部组织所含蛋白质成分及浓度、细胞表面受体等。这些因素可以打破蛋白部分折叠与完全折叠中间的平衡,促进蛋白沉积。

而沉积中的附加成分(GAGs,SAP 等)可以促进前体蛋白生成、起支架作用并引导沉积、抵抗蛋白水解作用等。淀粉样变性促进因子(AEF)为与中性粒细胞相关的糖蛋白,加速肾脏和其他组织淀粉样物质沉积。黏蛋白、硫酸肝素蛋白多糖、硫酸皮肤素蛋白多糖、基底膜蛋白多糖、层连蛋白和IV型胶原等细胞外基质,均可促进淀粉样物质的沉积,维持其稳定性,起支架作用。SAP 为五聚蛋白家族的糖蛋白,与淀粉样纤维结合后保护淀粉样物质不被降解。

3.淀粉样物质造成肾损伤的机制

其机制主要包括：①沉积破坏组织结构，影响功能。②与局部受体（如晚期糖基化的终末产物受体）作用影响生理功能。③可溶性淀粉蛋白纤维寡聚体可激活氧化应激、凋亡等引起细胞毒性。

在淀粉样变中，由于大量的淀粉样物积聚在细胞周围，阻碍营养素的流动而对细胞产生毒性作用。然而，淀粉样物沉积的含量与临床症状严重程度之间无太大关联。近年研究表明，在淀粉样原纤维形成早期阶段的中间体（如可溶的寡聚体），是造成淀粉样变的病理损伤的主要毒性物质。淀粉样寡聚体造成细胞膜通透性升高，其毒性作用与细胞膜稳定性的改变及细胞内离子浓度失调相关。目前已证实至少有 12 种以上淀粉样物的前体蛋白能够在双层脂质膜形成"孔道"。由于细胞膜通透性升高，造成细胞内钙离子浓度增加、线粒体功能异常、活性氧（ROS）产生增加，进而导致细胞凋亡。

（二）病理

典型的肾淀粉样变的病理诊断并不困难，光镜下可见肾小球系膜区无细胞性增宽，基膜节段性增厚伴睫毛样改变，肾小动脉管壁增厚。苏木素-伊红染色下淀粉样物质呈无结构、粉红色、无细胞成分。刚果红染色为淀粉样物质的一种特异性染色，在偏光显微镜下可见"苹果绿"双折光，这种改变见于肾小球血管极、系膜区或小管间质，有的患者则仅见于肾间质血管和（或）小管基膜或仅在间质中沉积，而无肾小球病变。绝大多数患者系膜区的沉积呈节段、不规则分布，最早出现在肾小球血管极处。淀粉样物质在电镜下表现为直径 8～12 nm 的无分支状、紊乱排列的细纤维丝。

肾淀粉样变性早期，由于淀粉样蛋白的沉积量较少，常无上述典型的病理表现，刚果红染色甚至也可阴性。此时需依靠电镜诊断，当电镜下出现节段性系膜区和（或）基膜呈无细胞性增宽伴有淀粉样纤维丝（直径 8～12 nm，长度 30～100 nm）分布，有助于肾淀粉样变的早期诊断。

应用高锰酸钾预处理来鉴别原发性和继发性淀粉样变存在争议，但作为一种筛查手段，目前国内仍在使用。原发性淀粉样变（AL 型）刚果红染色阳性，高锰酸钾预处理无褪色。另外，抗淀粉样蛋白 A（AA）蛋白的抗体染色亦被用于鉴别原发性和继发性淀粉样变，继发性淀粉样变，抗 AA 蛋白抗体染色阳性。免疫荧光多克隆抗 κ 或 λ 链检测，具有鉴别其生化类型的意义。

二、诊断

（一）临床表现

1.肾脏表现

超过 3/4 的淀粉样变患者有肾脏表现，肾脏受累的临床表现分为 4 期：①临床前期（Ⅰ期）。无任何自觉症状及体征，辅助检查亦无异常。此期可长达 5～6 年，常通过其他累及脏器的活检予以明确诊断。②蛋白尿期（Ⅱ期）。蛋白尿为最早表现，程度不等。蛋白尿的程度与淀粉样蛋白在肾小球的沉积部位及程度有关，可表现为无症状性蛋白尿。③肾病综合征期（Ⅲ期）。多表现为难治性肾病综合征，可并发肾静脉血栓，少数病例为急性起病，有腹痛、蛋白尿增多及肾功能急骤恶化，影像学检查可见肾脏增大。一旦出现肾病综合征期，病情进展迅速，预后差，存活 3 年者不超过 10％。④终末期肾脏病期（Ⅳ期）。继肾病综合征之后出现进行性肾功能减退，重症死于肾衰竭。由肾病综合征发展至终末期肾脏病一般需1～3年。淀粉样物质沉积于肾小球的程度亦与肾功能相关。肾小管及肾间质偶可受累,部分病例有肾性糖尿、肾小管酸中毒及低钾血症等表现。淀粉样变患者常出现低血压,即使在肾功能不全晚期,高血压的发生率也明显低于其他原因所致的肾功能不全,其主要原因是由心脏肾上腺及自主神经受累所致。

2.肾外器官表现

(1)原发性淀粉样变:常见消瘦、疲乏等非特异性表现,伴多脏器受累。50%以上患者有消化系统受累,常出现腹泻、便秘;75%以上患者伴肝脏受累,主要表现为肝大;40%累及心脏,引起心肌病变、心脏扩大、心律失常及传导阻滞,严重者可猝死,为最常见死因;舌受累表现为巨舌;自主神经受累可表现为直立性低血压、胃肠功能紊乱等;周围神经受累可表现为多发性周围神经炎、肢端感觉异常、肌张力低下和腱反射低下;骨髓受累可引起代偿性红细胞增多症;40%的患者可有皮肤受累。

(2)继发性肾淀粉样变:多继发于类风湿关节炎、慢性感染性疾病(如结核、支气管扩张、慢性化脓性感染和肠道感染等)或肿瘤等,肝、脾大为常见表现,重症患者可有肝功能减退、门静脉压升高、腹水等表现,黄疸罕见。

(3)家族性淀粉样变:属于常染色体显性遗传。临床表现为反复发作的短暂发热、腹痛、关节肿痛、皮肤红斑、荨麻疹等。可有多发性神经病,甲状腺转运蛋白引起者肾脏累及较少。

(4)血液透析相关性淀粉样变:长期血液透析患者血中 β_2 微球蛋白多聚体的淀粉样蛋白异常增高,与患者的骨、关节并发症密切相关,其临床表现为腕管综合征和淀粉样关节炎。

(二)诊断和鉴别诊断

肾脏是淀粉样变性病最常见和早期易受累的器官,病理学检查是诊断淀粉样变性病最可靠的手段之一。临床上患者如有以下特点,需考虑原发性肾淀粉样变可能:①中老年患者。②大量蛋白尿。③不伴有镜下血尿。④多无高血压,且易出现低血压,尤其是直立性低血压。⑤肾衰竭时仍存在肾病综合征。⑥肾脏体积增大,即使 ESRD 期,肾脏体积也无缩小。⑦伴肾静脉血栓,淀粉样变累及肾脏时,多已有其他脏器受累,表现为巨舌、皮疹、肝脾肿大、胃肠道功能异常、心肌肥厚、低血压等。多发性骨髓瘤出现大量蛋白尿时,应考虑伴有肾淀粉样变。

原发性淀粉样变属于淋巴浆细胞增生性疾病,同属于此类疾病的还有非淀粉样的单克隆免疫球蛋白沉积病,包括轻链蛋白尿、重链沉积病、轻链-重链沉积病和华氏巨球蛋白血症。此类疾病的临床表现相似,易引起误诊。原发性淀粉样变和轻链蛋白尿发病率较其他几种疾病略高,两者肾脏体积多增大。肾淀粉样变者肾病综合征的发生率高于轻链蛋白尿,而血尿和高血压发生率低。肾外表现以肝脾大、贫血为主。实验室检查示淀粉样变多表现为血免疫球蛋白G降低,部分患者血、尿免疫球蛋白电泳可见单株峰免疫球蛋白。血、尿轻链测定有助于确定轻链类型,骨髓穿刺则有助于确定是否合并多发性骨髓瘤,但确诊仍需依靠肾脏病理学检查。另外,原发性淀粉样变还应与纤维性肾小球病、免疫触须样肾病、冷球蛋白血症等进行鉴别,可根据刚果红染色及电镜下的纤维丝形态、直径加以区分。

三、治疗

1.AL 型淀粉样变的治疗

总体疗效尚不理想,包括常规化疗(MP、VAD、HDD 方案等)、大剂量化疗和干细胞移植。

美法仑/泼尼松(MP 方案)是 AL 型淀粉样变的主要治疗方案。其机制为抑制潜在的浆细胞功能紊乱,从而防止免疫球蛋白轻链形成。MP 方案为:美法仑 $6\sim8(mg \cdot m^2)/d$,同时泼尼松每天 $40\sim60$ mg,口服,$4\sim7$ 天,$4\sim6$ 周 1 次,疗程为 1 年。肾小球滤过率<30 mL/min 的患者不宜使用。

VAD 方案由于反应率高,药物剂量不受肾功能限制,也可作为一线治疗。具体方案如下:长春新碱 0.4 mg/d、多柔比星(阿霉素)每天 10 mg 静脉滴注各 4 天,同时地塞米松每天 40 mg,连续 4 天,4 周内重复治疗。对大剂量地塞米松、细胞毒药物化疗禁忌或其他方案效果不佳者可应用地塞米松每天 40 mg,每 2 周用药 4 天,显效后减为每 4 周用药 4 天。该方案无骨髓毒性,且适于肾功能不全者。

大剂量静脉应用美法仑联合自体干细胞移植的方案(HDM/SCT)被认为最有可能清除单克隆浆细胞。HDM/SCT 疗法具体方案:粒细胞集落刺激因子 $10\sim16$ μg/kg 治疗 $3\sim6$ 天后收集造血干细胞,美法仑 200 mg/m² 静脉注射 2 天,行造血干细胞移植。3 个月后未缓解者加用沙利度胺、地塞米松。该疗法治疗相关死亡率为 4.5%,干细胞移植(SCT)后 3 个月血液缓解率 61%,12 个月缓解率 77%,完全缓解率 38%,20 个月生存率 76%。心、肾功能不全者,可用中等剂量静脉注射美法仑($100\sim140$ mg/m² 静脉注射 2 天)联合 SCT 治疗,25% 的患者获得血液学完全缓解。SCT 相关死亡原因包括多器官功能衰竭、消化道出血、脓毒症、心脏相关并发症。尽管该治疗存在风险,但随着治疗经验不断增加、治疗方案和入选标准不断修订,不良反应的预防将更加及时准确。

如 HDM/SCT 治疗有明确禁忌时也可考虑联合应用美法仑和地塞米松的 MD 方案。以上治疗无效或不适用者可考虑沙利度胺每天 100 mg 逐渐增量至每天 400 mg,同时第 $1\sim4$ 天给予地塞米松每天 20 mg,每 3 周 1 次。有研究提出静脉大剂量地塞米松诱导治疗继以干扰素-α 维持治疗也可改善肾淀粉样变。

硼替佐米是细胞内 26S 蛋白酶体糜蛋白酶活性抑制药,最早用于治疗复发或难治性多发性骨髓瘤,新近用于 AL 型淀粉样变。其作用机制主要是抑制核因子-κB 的转录及内质网应激,而 AL 型淀粉样变患者因产生异常轻链导致内质网应激反应加重,这增强了产淀粉样物质的浆细胞对硼替佐米的敏感性,硼替佐米也可增强其他药物如地塞米松及美法仑的治疗作用。有研究硼替佐米+地塞米松(BD 方案)治疗淀粉样变,血液学反应有效率为 94%,CR 44%,累及器官反应率为 28%。

2.AA 型肾淀粉样变的治疗

该型的治疗原则是针对原发病,控制炎症或感染,减少血清淀粉样蛋白 AS 产生。积极治疗慢性炎性疾病如类风湿关节炎、强直性脊柱炎等。

3.遗传性淀粉样变的治疗

对于遗传性淀粉样变性来说,化疗并无益处。大部分遗传性淀粉样变性患者的治疗原则是相同的。对于肾衰竭的患者,肾脏移植是有效的,在等待移植的过程中,可以考虑透析治疗。当患者的淀粉样蛋白是由肝合成时,肝移植是一种根治性的治疗。对于甲状腺激素结合蛋白型和纤维蛋白原 A-α 链型淀粉样变性的患者来说,肝移植是有较好的疗效。

4.其他药物

沙利度胺(反应停)治疗淀粉样变尚需更多循证医学依据,且现阶段未能证明秋水仙碱、单独使用类固醇激素、联合化疗方案、干扰素在 AL 治疗中有效。

5.对症治疗

肾病综合征患者限盐、适当应用利尿药,补充能量和维生素。在治疗过程中慎用利尿药、造影剂、NSAIDs,上述药可诱发 ARF。脱水加重高凝促使肾静脉血栓形成,肾病综合征可加用抗凝血治疗,双香豆素类或低分子量肝素。

6.肾脏替代治疗

血液透析和腹膜透析是肾淀粉样变终末期肾衰竭患者维持生命和提高生活质量有效的措施,有报道淀粉样变相关维持性透析者中位生存时间约 8.5 个月,腹膜透析和血液透析在生存时间上无显著差异。

血液透析应注意心脏并发症(充血性心力衰竭、室性心律失常等)和低血压,前者可能与淀粉样变性病累及心脏有关,常为致死原因;后者除神经系统调节紊乱外,也可能与淀粉样变累及肾上腺相关,这部分患者应加用肾上腺皮质激素。肾淀粉样变患者肾移植后存活率低,主要原因是感染和心血管并发症,有 10％～30％ 的移植肾在移植后 1 年再发淀粉样变。

四、预后

本病的预后不佳,AL 型淀粉样变平均存活时间为 12 个月,3 年存活率为 25％。AA 型淀粉样变平均存活时间为 45 个月,3 年存活率为 40％。心力衰竭和肾衰竭为主要的死亡原因。

积极治疗诱发本病的其他疾病是预防的重要措施,如控制结核、脓胸等感染;积极治疗类风湿关节炎、多发性骨髓瘤等疾病;血液透析优先选用 β_2 微球蛋白清除较好的高分子膜透析器等,有助于减少本病的发生。

第四章　血液内科疾病

第一节　缺铁性贫血

一、定义

缺铁性贫血(iron deficiency anemia)是体内储存铁缺乏影响血红素合成所引起的贫血,其特点是骨髓、肝、脾等器官组织中缺乏可染铁,血清铁浓度、运铁蛋白饱和度和血清铁蛋白降低,典型的呈小细胞低色素性贫血。

二、铁代谢

1.铁稳态

铁是人体必需微量元素之一,所有具有功能的细胞均含有铁,广泛参与机体内的代谢过程,人体存在严格的铁代谢调节机制确保体内铁始终处于正常生理水平。称机体的铁稳态(iron homeostasis)。铁稳态关键依赖小肠铁吸收和机体铁需要之间的平衡。

2.铁的分布

正常成年人含铁总量男性为 50 mg/kg 体重,女性为 35 mg/kg 体重。以成年男性为例,体内铁的 66.7％组成血红蛋白,3.3％在肌红蛋白,30％以铁蛋白和含铁血黄素的形式储存。

3.铁的吸收

主要吸收部位在十二指肠和空肠上段。食物中的铁必须在酸性环境中或有还原剂如维生素 C 还原成二价铁才便于吸收。研究表明在十二指肠上皮细胞内存在 4 种铁吸收相关蛋白:肠细胞色素 B(duodenal cytochromeb,Dcytb)、二价金属离子转运蛋白(divalent metal Lransport,DMT1)、膜铁转运蛋白 1(ferroportin 1)和膜铁转运辅助蛋白(hephaestin,Hp)。铁的吸收量由体内储备铁情况来调节。

4.铁的转运

生理状态下转铁蛋白仅 33％～35％与铁结合。血浆中转铁蛋白能与铁结合的总量称为总铁结合力,未被结合的转铁蛋白与铁结合量为未饱和铁结合力。运铁蛋白饱和度＝血清铁/总铁结合力×100％。

5.铁的储存

铁有 2 种储存形式:铁蛋白和含铁血黄素。前者能溶于水,主要在胞质中;后者不溶于水,可能是变性的铁蛋白。体内铁主要储存在肝、脾、骨髓等处。

6.铁的排泄

主要经胆汁或粪便排出,尿液、出汗、皮肤细胞代谢亦排出少量铁。正常男性每天排 0.5～1.0 mg,女性每天排 1.0～1.5 mg。

三、病因

1.营养因素

当生理性铁需要量增加时,如婴幼儿、青少年、月经期妇女、孕妇和哺乳期妇女,就容易发生营养性缺铁性贫血。

2.慢性失血

慢性失血是缺铁性贫血最常见的病因之一。胃肠道出血是引起缺铁最常见的原因,其他包括痔出血、消化性溃疡出血、食管裂孔疝、消化道憩室和息肉、食管或胃底曲张静脉破裂出血、阿司匹林引起的胃肠道出血,以及慢性肾衰竭患者接受血液透析治疗等,都可导致缺铁。

3.吸收障碍

吸收障碍常见于胃全切除和胃次全切除后数年发生缺铁,慢性腹泻或小肠吸收不良综合征,特别是累及十二指肠和近端空肠的小肠疾病,不仅引起铁吸收不良,并且随着大量肠上皮细胞脱落而失铁。

四、临床表现

缺铁性贫血的临床表现为缺血引起组织器官缺氧,严重缺铁性贫血可致黏膜组织变化和外胚叶营养障碍,出现口炎、舌炎、萎缩性胃炎和胃酸缺乏,皮肤干燥、毛发干枯脱落、指甲扁平、脆薄易裂和反甲,甚至出现吞咽困难及异食癖。

五、实验室检查

1.血象

小细胞性贫血。成熟红细胞大小不一,中心淡染区扩大。MCV、MCHC、MCH 值均降低。

2.骨髓象

幼红细胞轻度或中度增生,中幼红细胞比例增多。骨髓铁染色显示骨髓小粒可染铁消失,铁粒幼红细胞低于 15%。富含骨髓小粒的涂片铁染色缺乏可染铁,是诊断缺铁最可靠的标准。

3.血清铁和总铁结合力测定

缺铁性贫血时,血清铁低于 8.95 μmol/L(50 μg/dL),总铁结合力>64.44 μmol/L(360 μg/dL),运铁蛋白饱和度<0.15。

4.血清和红细胞内碱性铁蛋白测定

放射免疫双抗体法测定,一般认为血清铁蛋白低于 20 μg/L 表示储铁减少,低于 12 μg/L 为储铁耗尽;红细胞碱性铁蛋白低于 6.5 μg/L 细胞作为缺铁指标。

5.红细胞游离原卟啉

红细胞游离原卟啉（FEP），正常参考值$<0.9\ \mu mol/L$（50 $\mu g/dL$）全血，缺铁时 FEP 可升高，一般 $FEP>1.78\ \mu mol/L$（100 $\mu g/dL$），全血可作为缺铁性红细胞生成的指标。

6.血清运铁蛋白受体测定

血清可溶性运铁蛋白受体（sTfR）测定是迄今反映缺铁性红细胞生成的最佳指标，一般 sTfR 浓度$>26.5\ nmol/L$（2.25 $\mu g/mL$）可诊断缺铁。sTfR 的水平也可反映贫血患者骨髓幼红细胞的生成情况。

六、诊断和鉴别诊断

铁性贫血的诊断包括两个方面：确立是否系缺铁引起的贫血和明确引起缺铁的病因。低色素型贫血尚可见于珠蛋白生成障碍性贫血、血红蛋白病和铁粒幼细胞性贫血等，慢性病贫血常有低铁血症，铁粒幼红细胞常减少，都需注意鉴别。

七、治疗

1.病因治疗

缺铁性贫血的治疗原则是补充足够的铁直到恢复正常铁储存量，以及去除引起缺铁的病因。

2.口服铁剂

口服铁剂是治疗缺铁性贫血的首选方法。口服铁剂的种类很多，如硫酸亚铁（每片 0.3 g，含元素铁 60 mg）、富马酸亚铁（每片 0.2 g，含元素铁 66 mg）、葡萄糖酸亚铁（每片 0.3 g，含元素铁 34.5 mg）、10％枸橼酸铁铵（每毫升含元素铁 20 mg）、右旋糖酐铁（每片 25 mg，含铁量 35％）、多糖铁复合物（力蜚能，每胶囊 150 mg，含铁量 46％）和琥珀酸亚铁（每片 0.1 g，含铁量 35％）等。口服铁剂有效者网织红细胞在治疗后 3～4 天即开始上升，第 10 天达高峰，随后血红蛋白上升，一般需要治疗 2 个月左右，血红蛋白恢复正常。贫血纠正后至少需要继续治疗 3 个月或使血清铁蛋白恢复到 50 $\mu g/L$ 以补足储存铁，否则易复发。

3.注射铁剂常用右旋糖酐铁

注射铁剂总量可按下列公式计算：铁的总剂量（mg）＝［150－患者血红蛋白（g/L）］×患者体重（kg）×0.33。静脉注射铁剂不良反应多且有严重不良反应，宜慎重。

八、预防

积极治疗慢性出血灶。对早产儿、新生儿、妊娠期妇女、胃切除者及反复献血者，应预防性口服铁剂。

第二节　慢性病贫血

一、定义

慢性病贫血(anemia of chronic disorders,ACD)系指继发于慢性感染、炎症和恶性肿瘤的一组贫血,表现为红细胞寿命缩短、铁代谢障碍、炎症性细胞因子增多导致红细胞生成素减少,以及骨髓对贫血的代偿性增生反应抑制。ACD 的发病率甚高,仅次于缺铁性贫血,是住院患者中最多见的一类贫血。

二、发病机制

1.细胞因子的作用

炎症反应使细胞因子增多,包括肿瘤坏死因子(TNF)、白细胞介素-1(IL-1)及干扰素(IFN)等,导致红系造血抑制。

2.红细胞寿命缩短

因噬细胞活性加强、细菌毒素、肿瘤的溶血素、血管损伤以及患者发热对红细胞膜的损伤等因素,使红细胞寿命缩短。

3.铁代谢异常

炎症时 IL-1 和 TNF 刺激中性粒细胞释放乳铁蛋白,后者易与铁结合造成运铁蛋白受体也减少,使铁利用障碍。最近研究表明,慢性病贫血的铁代谢异常和铁稳态(iron homeostasis)的调节激素 hepcidin(hepatic bactericidal protein)有关,炎症性疾病时干支产生和分泌 hepcidin 增多,hepcidin 通过血流作用于隐窝细胞和巨噬细胞的 β_2M-HFE-TfR1 复合物,促使隐窝细胞和巨噬细胞摄取铁增多,而十二指肠上皮细胞的铁吸收减少,致低铁血症,而巨噬细胞却呈现铁过多。

三、病因

1.慢性感染

肺脓肿、肺结核、亚急性感染性心内膜炎、骨髓炎、慢性尿路感染、盆腔炎、脑膜炎、慢性深部真菌病及艾滋病等。

2.慢性非感染性炎症性疾病

结缔组织病如类风湿关节炎、系统性红斑狼疮、风湿热、血管炎等以及严重外伤、烧伤等。

3.恶性肿瘤

癌症、淋巴瘤、白血病、骨髓瘤等。

四、临床表现和实验室检查

（1）有慢性感染、炎症或肿瘤病史，持续时间多在 1～2 个月。

（2）贫血为正常细胞性、正常色素性，或小细胞和低色素性贫血。血清铁（SI）降低，总铁结合力（TIBC）也降低，血清铁蛋白（SF）增高，血清可溶性运铁蛋白受体（sTfR）不增高，骨髓铁染色可染铁增多，但铁粒幼细胞数量减少，血清 EPO 水平降低。

五、诊断和鉴别诊断

主要与缺铁性贫血、铁粒幼细胞贫血和地中海贫血等鉴别。诊断 ACD 时必须注意排除基础疾病本身造成的失血、肾衰竭、药物致骨髓抑制以及肿瘤浸润骨髓所致的贫血。

六、治疗

（1）ACD 的治疗主要是针对基础疾病。

（2）EPO 治疗可改善贫血，减少输血量，改善生命质量。

（3）补充铁剂对 ACD 本身无效，仅适用于 ACD 伴缺铁时。

第三节　血红蛋白病

血红蛋白病（HB）是由于血红蛋白在质和量上的异常而发生的一类遗传性贫血病。其可分为两大类：一类是异常血红蛋白病，是由于血红蛋白发生了结构上的异常而导致的贫血症；另一类是地中海贫血，是由于某类珠蛋白合成受抑所引起的溶血性贫血，但并不涉及血红蛋白结构的异常。世界卫生组织估计，全球约有 1.5 亿人携带血红蛋白病基因，并已将血红蛋白病列为严重危害人类健康的 6 种常见病之一。异常血红蛋白病在我国以云南、贵州、广西、新疆等地发病率较高，地中海贫血多发于华南及西南地区，异常血红蛋白病的发病率为 0.33％，α 地中海贫血的发病率为 2.64％，β 地中海贫血的发病率为 0.66％。

一、异常血红蛋白

异常血红蛋白病是由于血红蛋白发生了结构上的异常而导致的贫血症。全世界已报道的异常 Hb 已达 827 种，我国发现 80 多种。

二、镰状细胞贫血

（一）定义

镰状细胞贫血（HbS）是一类遗传性疾病，由于异常血红蛋白 S 所致的血液病，因红细胞呈镰刀状而得名。

（二）流行病学

主要见于非洲黑种人，杂合子状态者占非洲黑种人的 20％，美国黑种人群的 8％，此外也见于中东、希腊、印第安人及与上述民族长期通婚的人群。杂合子之间通婚，其 1/4 子女为纯合子，导致镰状细胞贫血。

（三）发病机制

镰状细胞贫血患者因 β 链第 6 位上的谷氨酸被缬氨酸替代形成 HbS，HbS 在脱氧状态下相互聚集，形成多聚体，故当有足够的多聚体形成时，红细胞即由正常的双凹形盘状变为镰刀形（或称新月形），此过程称为"镰变"。红细胞镰变的初期是可逆的，给予氧可逆转镰变过程。但当镰变已严重损害红细胞膜后，镰变就变为不可逆。镰变红细胞僵硬，变形性差，在微循环中易遭破坏而发生溶血。未被破坏者因含有包涵体容易在脾内破坏，导致血管外溶血。镰变红细胞也使血流黏滞性增加，血流缓慢，加之变形性差，易堵塞毛细血管引起局部缺氧和炎症反应导致相应部位产生疼痛危象，多发生于肌肉、骨骼、四肢关节、胸腹部，尤以关节和胸腹部为常见，血流滞缓、血管堵塞又加重缺氧、酸中毒，从而诱导更多红细胞发生镰变。如此恶性循环加重溶血、血管堵塞，引起组织器官损伤以致坏死，导致多发性肺、肾、肝、脑栓塞等严重合并症。

（四）临床表现

患者出生后半年内血红蛋白主要是 HbF，故表现无异常。半年后，HbF 逐渐由 HbS 代替，症状和体征逐渐出现。一方面表现为慢性溶血性贫血，伴有巩膜轻度黄染，肝轻、中度增大，婴幼儿可见脾大。另一方面由于毛细血管微血栓而引起疼痛危象。婴幼儿指（趾）、手（足）背肿痛多见，儿童和成年人四肢肌痛，大关节疼痛和腰背痛多见，另外尚有剧烈腹痛，头痛，甚至昏迷和肢体瘫痪等。由于早年发病，患者多有生长和发育不良，一般状况较差，易发生感染。心、肺功能常受损，可发生充血性心力衰竭。肾受累可表现为等渗尿、血尿、多尿，部分患者发展为肾病综合征、肾衰竭。骨髓造血组织过度代偿性增加使骨皮质变薄、骨质疏松，导致脊柱变形，股骨头无菌性坏死，而另一方面，骨骼梗死又可导致骨小梁增加和骨质硬化。眼部症状由视网膜梗死、眼底出血、视网膜脱离等病变引起。神经系统表现有脑血栓形成、蛛网膜下隙出血。男性患者可有性功能不全。下肢皮肤慢性溃疡是常见的体征。

本病在病情稳定时，患者可耐受贫血及其他临床症状；但当病情突然加重时，称"镰状细胞危象"，则有严重临床表现，甚至导致死亡。感染、代谢性酸中毒、低氧条件可能诱发危象，但有时难以发现明显诱因。根据临床表现特征的不同，可将镰状细胞危象分为 5 型：梗死型（疼痛型）、再生障碍型、巨幼细胞型、脾滞留型和溶血型。

（五）辅助检查

1.血象

血红蛋白为 50～100 g/L，危象时进一步降低。网织红细胞计数常在 10％以上。红细胞大小不均，多染性、嗜碱性点彩细胞增多，可见有核红细胞、靶形红细胞、异形红细胞、Howell-Jolly 小体。镰状红细胞并不多见，若发现则有助于诊断。红细胞渗透脆性显著降低。白细胞和血小板计数一般正常。

2.骨髓象

红系显著增生，但在再生障碍危象时增生低下，在巨幼细胞危象时有巨幼细胞变。

3.血清胆红素

轻至中度增高,溶血危象时显著增高。本病的溶血虽以血管外溶血为主,但也存在着血管内溶血。血浆结合珠蛋白降低,血浆游离血红蛋白可能增高。

4.血红蛋白电泳

显示 HbS 占 80%以上,HbF 增多至 2%～15%,HbA2 正常,而 HbA 缺如。

(六)诊断

镰状细胞贫血的诊断标准:①临床表现为黄疸、贫血、肝脾大、骨关节及胸腹疼痛等。②红细胞镰变试验阳性。③遗传史。④种族地区发病。⑤血红蛋白电泳显示主要成分为 HbS。

(七)治疗

目前尚缺乏有效治疗办法,对症治疗可以减轻症状与痛苦,帮助患者度过危象时期。

1.感染

预防和治疗感染可以减少引发危象的发生。

2.输血治疗

患者大都已经适应慢性贫血,若非必需,不宜经常输血。当发生再生障碍型危象时,应予输红细胞。发生巨幼细胞危象时,应予叶酸治疗。一旦发生梗死危象、溶血危象或其他严重临床情况(如严重感染、重度下肢溃疡、患者需行全身麻醉和手术)时,可进行换血疗法,输入洗涤红细胞并补充右旋糖酐-40(低分子右旋糖酐)或 5%葡萄糖水,目的是使含 HbS 的红细胞减少至25%～50%以下,维持血液循环畅通。

3.支持及对症治疗

给氧、止痛药等可减轻患者痛苦。

4.药物治疗

应用羟基脲、红细胞生成素并配合补铁,可显著提高 HbF 水平,减少栓塞危象和输血量。

5.骨髓移植

骨髓移植在少数病例中取得成效,然而神经系统后遗症有所增加。

(八)预后

镰状细胞贫血是一种严重疾病,患者多于幼年死亡。如活到成年常死于肺部并发症、肾衰竭、败血症或脑血管意外。预后不佳且缺乏有效疗法,故应注重预防,提倡优生,进行婚前和产前检查。

三、不稳定性血红蛋白病

(一)定义

不稳定性血红蛋白病是由于 α 或 β 珠蛋白链氨基酸组成改变致使血红蛋白分子结构不稳定,发生变性和沉淀,形成红细胞内变性珠蛋白小体(Heinz 小体),称不稳定性血红蛋白。不稳定性血红蛋白可引起溶血性贫血。目前已发现 100 余种不稳定性血红蛋白,80%以上系 β 链异常,余为 α 链异常。

(二)病因和发病机制

α 珠蛋白基因或 β 珠蛋白基因突变导致相应珠蛋白链氨基酸成分改变。部分患者的突变基因继承自父母,表现为常染色体显性遗传;至今所发现的病例均为杂合子,尚未发现纯合子患者。珠蛋白链的氨基酸组成和排列顺序对维持血红蛋白的结构和功能起着决定性作用。珠蛋白链氨基酸的替代、插入或缺失可改变血红蛋白的结构和功能,可导致不稳定性血红蛋白的产生,可使血红蛋白变为不稳定而发生沉淀,在红细胞内形成变性珠蛋白小体,附着于红细胞膜上,使膜的变形性降低,变为僵硬,最终在微循环中,尤其在脾内破坏。

（三）临床表现

不稳定性血红蛋白有百余种,不同的不稳定性血红蛋白所引起的临床表现有很大差异。多数不稳定血红蛋白患者由于骨髓红系代偿性增生而不出现贫血,或仅有轻度的溶血性贫血,但当发生感染或服用氧化剂类药物时,不稳定性血红蛋白沉淀加剧,溶血性贫血加重,患者往往因此就医而明确诊断。γ链异常患者在出生时可有溶血性贫血,而后γ链逐渐被正常β链取代,6个月后溶血性贫血逐渐消失。β链异常患者在出生时正常,而后γ链逐渐被异常β链取代,0.5～1岁后出现慢性溶血性贫血。少数不稳定性血红蛋白（如 HbDuaree）的氧亲和力高于正常,向组织释放氧减少,故引起血红蛋白浓度升高达正常血红蛋白浓度上限或稍高于正常。除贫血外,患者还可有黄疸、脾大。若不稳定性血红蛋白被氧化形成高铁血红蛋白,则出现发绀。

（四）辅助检查

1.血象

血红蛋白正常或降低;红细胞呈低色素性、大小不均,可见多染性、嗜碱性点彩红细胞;网织红细胞增多。

2.热变性试验、异丙醇试验及乙酰苯肼试验

热变性试验易有假阳性,需作正常对照。

3.氧解离曲线检查

可发现不稳定性血红蛋白的氧亲和力是否异常。

（五）诊断

对原因不明的先天性非球形溶血性贫血患者均应考虑到本病的可能性。诊断的主要依据是证明不稳定性血红蛋白的存在。若发现血红蛋白的氧亲和力异常,对诊断也很有价值。

部分患者有阳性家族史。热变性试验及异丙醇试验是诊断本病简便、敏感并具有一定特异性的试验。

（六）治疗

目前无特殊治疗。应避免发生感染或服用氧化剂类药物,如磺胺类、伯氨喹、呋喃唑酮、亚甲蓝（美蓝）等,以免诱发溶血性贫血加重。脾切除对部分溶血性贫血明显且伴有脾大患者有一定疗效,但对氧亲和力增高的不稳定血红蛋白患者应避免切脾手术,因切脾可能导致病情加重。妊娠时贫血可能会加重。

（七）预后

平时溶血较轻者预后较好。平时贫血及溶血严重者,可因并发感染引起急性溶血危象而死亡。氧亲和力增高的不稳定血红蛋白患者切脾后发生血红蛋白增多症和血栓形成,也可导致死亡。

四、氧亲和力增高血红蛋白病

(一)定义

氧亲和力增高血红蛋白,由于血红蛋白氨基酸组成改变,使血红蛋白对氧的亲和力增高,向组织释放氧减少,组织缺氧引起代偿性红细胞增多症。本病系遗传病,故又称"家族性红细胞增多症",但并非所有家族性红细胞增多症都由异常血红蛋白引起。

(二)病因和发病机制

本病系常染色体显性遗传病。珠蛋白基因突变引起珠蛋白链氨基酸组成改变,使血红蛋白的氧亲和力增高,向组织释放氧减少,组织缺氧刺激红细胞生成素增加,造成红细胞增多。少数患者无家族史,可能是患者本人自发的体细胞性基因突变引起。临床上所见患者均为杂合子状态。目前已发现 40 余种氧亲和力增高的异常血红蛋白。

(三)临床表现

可能纯合子不能生存,临床所见的都是杂合子,主要表现为红细胞增多,眼结合膜、口唇、颜面及四肢末端充血,可有头胀、头晕、头痛、失眠、易激动、四肢麻木等症状,但多数患者的症状不明显。脾一般不增大。妊娠时可能发生流产或死胎。

(四)辅助检查

1.血象

血红蛋白浓度可正常或不同程度升高,血细胞比容 0.42~0.7。白细胞和血小板计数正常。

2.血红蛋白电泳

可显示出部分氧亲和力增高异常血红蛋白的泳动速度与 HbA 不同,而出现一异常区带。另有部分异常血红蛋白需用 pH 为 6.2 的缓冲液或等电聚焦电泳方能与 HbA 区分。还有一些异常血红蛋白不能用电泳方法鉴别,而需测定氧亲和力(P50 值)方能肯定,此类异常血红蛋白的氧亲和力较正常高 4~6 倍。

(五)诊断

有红细胞增多症及家族史者,应考虑本病。血红蛋白电泳发现异常血红蛋白区带和(或)血红蛋白氧亲和力显著增高可肯定诊断。珠蛋白链氨基酸组成分析或珠蛋白基因分析可明确本病的分子病理。

(六)治疗

患者大多不需要治疗,有轻微症状者对症处理。仅当红细胞显著增多(如血细胞比容＞0.6)而有可能发生血栓形成或其他并发症时,方考虑静脉放血治疗。

(七)预后

预后较好,一般不影响寿命,但没有氧亲和力的妇女妊娠期间,易发生流产或死胎。

五、血红蛋白 M 病

(一)定义

血红蛋白 M 病(HbM)是由于珠蛋白链氨基酸组成改变导致的高铁血红蛋白,血红蛋白 M 病的产生不是因为红细胞酶的还原系统发生障碍,而是珠蛋白链上的一些位置与血红素中铁原子结合的氨基酸发生突变,使血红素固定在高铁状态,血红蛋白 M 病患者的血呈深棕色,患者无先天性心脏病,但自幼发绀,此种发绀与自身劳累无关。

（二）发病机制

本病因珠蛋白基因突变引起,系常染色体显性遗传病,故又名为"家族性发绀症"。临床上所见均为杂合子状态。

本病高铁血红蛋白的产生是由于发生珠蛋白 α、β 或 γ 链氨基酸替代,使血红素的铁易于氧化为高铁(Fe^{3+})状态。至今已发现 7 种高铁血红蛋白变异型,其中 6 种是血红素囊部位的组氨酸由酪氨酸替代。酪氨酸的酚基与血红素铁共价结合,使铁处于稳定的氧化高铁状态。

（三）临床表现

主要表现为发绀,其他临床表现不明显。累及 α 链者自出生时即有发绀,累及 β 链者在出生后 3～6 个月才出现发绀,而累及 γ 链者仅生后 1 周呈现短暂发绀。患者除发绀外,一般无其他临床症状,生活如常人。某些 β 链变异型可有轻度溶血。服用氧化剂类药物(如磺胺类)可使症状加重。

（四）辅助检查

1.血象

血红蛋白可有轻度至中度减低,网织红细胞升高,血清间接胆红素增高。

2.血红蛋白电泳

适当条件下血红蛋白电泳,如中性 pH 琼脂凝胶电泳可识别 HbM。

3.血红蛋白光谱分析

本病高铁血红蛋白有特殊的光谱吸收特征,可资鉴别。

4.热不稳定反应

可呈阳性。

（五）诊断

凡自幼即出现发绀的患者,均应考虑本病的可能。注意与其他原因引起的高铁血红蛋白发绀症相鉴别,如遗传性高铁血红蛋白症、中毒性高铁血红蛋白症等。进行血红蛋白光谱分析检查可明确诊断。

（六）治疗

目前尚缺乏有效地治疗手段。

（七）预后

病程良性不影响患者的寿命。

六、血红蛋白 E 病

血红蛋白 E(HbE)病亦是由于 β-珠蛋白基因发生突变,使 β-珠蛋白链第 6 位上的谷氨酸被赖氨酸取代的异常血红蛋白。但因谷氨酸和赖氨酸理化性质相似,对血红蛋白分子的稳定性和功能影响不大。本症属常染色体不完全显性遗传,多见于东南亚,为我国各族人民中最常见的异常血红蛋白,遍布南北 16 个省及地区,以广东省及云南省多见。

1.血红蛋白 E 病

血红蛋白 E 病是 HbE 纯合子。常伴有轻度溶血性贫血,呈小细胞、低色素性。靶形红细胞可达 25%～75%,感染时贫血加重。血红蛋白电泳,HbE 高达 90% 以上。HbA2 即使在病理情况下,亦罕有高于 10% 者,HbF 正常或略增高,HbA 则缺如。

2.血红蛋白 E 性状

血红蛋白 E 性状是 HbA 与 HbE 基因杂合子。患者无贫血也无临床症状,血片中靶形红细胞<5%,HbE 30%～40%,其余为 HbA。

3.HbE-β 地中海贫血

HbE-β 地中海贫血是 HbE 与 β 地中海贫血基因的双重杂合子,症状与重型 β 珠蛋白生成障碍性贫血相似。血红蛋白电泳,HbE 60%～80%,HbF 15%～40%。治疗方法与重型珠蛋白生成障碍性贫血相似。切脾后症状可有好转,但数年后贫血又渐加重。另外,服用羟基脲可以使一部分患者的血红蛋白维持在一定的水平。

第四节　遗传性球形红细胞增多症

一、定义

遗传性球形红细胞增多症(hereditary spherocytosis)是一种红细胞膜异常的遗传性溶血性贫血,患者有不同程度的贫血、黄疸和脾大,外周血中球形红细胞明显增多和红细胞渗透脆性升高是其主要特征。

二、病因与发病机制

本病多为常染色体显性遗传,有 8 号染色体短臂缺失。患者常有明确的家族史,但临床上约有 1/4 患者的双亲并无此病证据,此种散发病例可能与新的基因突变有关。近年来亦发现常染色体隐性遗传的病例,占 20%～25%。临床所见的重症溶血病例大多为纯合子或双杂合子。

本病的红细胞膜缺陷主要涉及红细胞骨架蛋白,造成骨架蛋白的不稳定性。目前已发现 4 种膜蛋白异常:①锚连蛋白缺乏;②膜收缩蛋白缺乏;③带 3 蛋白缺乏;④蛋白 4.2 缺乏。因各种膜骨架蛋白异常对红细胞稳定性的影响不同,故造成了本病临床表现上的明显差异。异常的细胞骨架蛋白不能为红细胞脂质膜提供足够的支持,从而造成细胞表面积减少,使红细胞不能维持正常的双凹盘形状而变为球形,变形能力减退。红细胞膜骨架蛋白缺陷,引起红细胞膜通透性增加,钠盐被动性流入细胞内,这类球形细胞需要消耗更多的 ATP 以加速钠的排出,才能避免球形细胞破裂。此外,其膜上 Ca^{2+}-Mg^{2+}-ATP 酶受到抑制,钙沉积在膜上,使膜的柔韧性降低。脾是球形细胞破坏的主要场所,血液通过脾索时,变形性和柔韧性减退的红细胞大量阻留在氧、糖和 pH 较低的脾索内,易被破坏溶血。

三、临床表现

本病 2/3 为成年人发病,贫血、黄疸和脾大为主要临床表现,轻重程度不一。青少年者生长迟缓并伴有巨脾,感染可加重临床症状。患者可并发再障危象(aplastic crisis),常为短小病毒感染或叶酸缺乏所引起。患者表现为发热、腹痛、呕吐、网织红细胞减少,严重时全血细胞减少,一般持续 10～14 天。贫血加重时并不伴黄疸加深。其他较多见的并发症是胆囊结石(约50%),其次是踝以上腿部慢性溃疡,常迁延不愈。此外尚有先天性畸形,如塔形头、鞍状鼻及多指(趾)等。

四、辅助检查

外周血涂片中胞体小、染色深、中央淡染区消失的球形细胞增多(10%以上)是本病的实验室特征。网织红细胞增高,常达 0.05～0.2。骨髓呈幼红细胞增生象,渗透性脆性试验提示渗透性脆性增加,细胞在 0.51%～0.72% 的盐水中就开始溶血,在 0.45%～0.36% 时已完全溶血。红细胞于 37℃ 温育 24 小时后再做渗透性脆性试验,有助于轻型病例的发现。其他检查可见血清间接胆红素升高,乳酸脱氢酶升高,但 Coombs 实验阴性。红细胞膜蛋白电泳或基因检测可发现膜蛋白的缺陷。

五、诊断及鉴别诊断

1.诊断
(1)有溶血性贫血的临床表现和血管外溶血为主的实验室依据。
(2)外周血涂片中球形细胞增多(10%以上)。
(3)Coombs 实验阴性,渗透性脆性试验提示渗透性脆性增加。红细胞于 37℃ 温育 24 小时后再做渗透性脆性试验,有助于轻型病例的发现。

据以上三点即可诊断。如伴有常染色体显性遗传的家族史,红细胞膜蛋白电泳或基因检测发现膜蛋白的缺陷,更有利于诊断。

2.鉴别诊断
应与化学中毒、烧伤、自身免疫性溶血性贫血等引起的继发性球形细胞增多相鉴别。

六、治疗

脾切除对本病有显著疗效。术后球形细胞依然存在,但数天后黄疸及贫血即可改善。所以诊断一旦肯定,年龄在 10 岁以上,无手术禁忌证,即可考虑脾切除。完全溶血或贫血严重时应加用叶酸,以防叶酸缺乏而加重贫血或诱发再生障碍性贫血危象。贫血严重时需输浓缩红细胞。

第五节　遗传性出血性毛细血管扩张症

遗传性出血性毛细血管扩张症(hereditary hemorrhagic telangiectasis)是遗传性血管壁结构异常所致的出血性疾病,其主要特征为小动脉、小静脉和毛细管壁变薄,周围缺乏结缔组织支持,以致局部血管扩张、迂曲及脆性改变而易发生出血。

一、病因、发病机制

本病为常染色体显性遗传性疾病,男女均可患病,隔代遗传少见,女性出血征象稍轻,其基本病变是毛细血管、小动脉、小静脉管壁缺乏弹性纤维及平滑肌;血管壁异常薄,常仅由一层内皮细胞组成,对交感神经和血管活性物质的刺激缺乏正常的舒缩反应,在血流冲击下,血管发生结节状或瘤样扩张。病变可发生在全身任何部位,以皮肤、黏膜和内脏最多见。

二、诊断要点

(一)临床表现

1.出血

同一部位反复出血或轻微外伤后出血不止;常见于脸、唇、舌、鼻黏膜、胃肠道出血等,其他尚可有月经过多、咯血、血尿、眼底出血、颅内出血等。常有阳性家族史。

2.毛细血管扩张

病灶部位皮肤或黏膜可找到鲜红或紫红色小血管扩张,直径一般为 1～3 mm;呈针尖状、斑点状、蜘蛛状或血管瘤状;指压可褪色,用玻片轻压可见扩张的小动脉搏动。

3.反复出血

可致贫血,失血过多可有失血性休克。

(二)并发症

(1)肺含铁血黄素沉着。

(2)脑脓肿和脑栓塞。

(三)实验室检查

1.一般检查

血小板计数、血块收缩及凝血检查一般正常,可呈小细胞低色素性贫血,毛细血管脆性试验可呈阳性,少数可有血小板黏附及对 ADP 诱导的聚集功能不良或凝血因子缺陷。

2.毛细血管或裂隙镜检

可见表皮或黏膜下有扭曲、扩张的小血管团,病灶部位毛细血管袢可有不同程度扩张,针刺扩张的小血管不收缩、易出血。

3.内镜检查

消化道病变患者,可见病变部位黏膜毛细血管呈瘤样扩张。

（四）鉴别诊断

1.蜘蛛痣

见于肝病及妊娠期妇女,用指尖或火柴头压迫蜘蛛痣的中心,辐射状的小血管网即褪色,很少出血。

2.红痣

仅见于皮肤,较多见于年长者;高出皮肤、鲜红色,边缘清楚,指压不褪色。

3.小静脉扩张

多呈条状分布,常见于面部及大腿。

4.其他

消化道病变出血者应注意与溃疡病、食管静脉曲张、消化道恶性肿瘤等加以鉴别,可通过病史、内镜观察黏膜毛细血管有无典型扩张等协助鉴别。

三、治疗

本病系遗传性终身性疾病,以对症治疗为主。

1.局部压迫止血

鼻出血、皮肤、黏膜出血可直接压迫止血。鼻出血也可用纱条蘸血管收缩剂(麻黄碱、肾上腺素、垂体后叶激素等)堵塞或用吸收性明胶海绵止血,也可以烧灼术、电凝术止血。

2.止血药物

一般止血药物疗效不佳。对大出血患者首选垂体后叶激素 10 U 加入 5% 的葡萄糖溶液500 mL,缓慢静脉滴注。大出血基本控制后可用肾上腺色腙(安巴克洛)、立止血(巴曲酶)、维生素 K、PAMBA 等止血。雌激素(炔雌醇每天 0.25～1 mg 口服)可减轻鼻出血,女性患者尤其是月经过多者可用炔诺酮,月经周期第 5 天开始,每天 25 mg,分次口服,连服 21 天,止血效果较好。

3.不易控制的胃肠道反复出血

可考虑外科手术或激光切除局部病灶,但可复发。

4.慢性失血

慢性失血而贫血者需补充铁剂,失血过多者需输血。

四、预后

本病系终身性疾病,出血量及每次出血持续时间依病变部位、范围、严重程度及能否及时有效止血而定,皮肤表面、范围小、易压迫止血者预后良好,若鼻、消化道等出血量大,又难以止血者可致失血性休克,预后严重。

第五章　内分泌疾病

第一节　神经性厌食

神经性厌食又称为精神性厌食症,为一种精神内分泌疾病,大多数患者为青年女性,女男比例为20:1~4。多因心理变态致食量下降,少数女青年因过度追求"骨感美"而强行减肥至营养障碍、消瘦及闭经。

一、诊断

（一）诊断要点

(1)有引起本病的诱因。

(2)有厌食及明显消瘦的表现。

(3)可能伴有发作性贪食。

(4)排除了引起体重下降的各种器质性疾病。

（二）病史及体格检查

询问有无惧怕发胖而节食、遭受精神打击、工作不顺心、心理压力过重等发病的诱发因素。厌食可为首发症状,发生率为100%,询问患者每天的进食量,是否明显减少或滴水不进,有无恶心、呕吐、便秘、腹胀等伴随症状。是否有厌食、贪食交替出现的情况,有无体重明显减轻。有无畏寒、皮肤干燥等表现。部分患者因有心理变态,常否认有病、忌医,虽消瘦仍厌食,情绪波动,也可能出现低血糖发作、自杀行为、手脚抽搐、多尿等。

以下表现临床医师询问病史时应注意。

(1)消瘦体型伴有精神萎靡、反应迟钝、皮下脂肪减少,慢性贫血貌,体温偏低,血压偏低,皮肤干燥,舟状腹,严重时呈恶病质。

(2)可有乳房萎缩,阴毛、腋毛脱落、子宫缩小、外生殖器萎缩等性腺功能减退体征。

（三）辅助检查

1.实验室检查

(1)血常规:血红蛋白常<110 g/L,白细胞计数下降,常<4.0×10^9/L。

(2)血电解质测定:可有低血钠(<135 mmol/L)、低血钾(<3.5 mmol/L)。可有饥饿性酮症酸中毒。

（3）血糖测定：血糖正常<50 mg/dL。

（4）性激素测定：促卵泡激素（FSH）、促黄体生成激素（LH）降低，雌激素降低。

2.特殊检查

（1）盆腔B超：示子宫缩小。

（2）头颅CT或MRI：显示下丘脑、垂体无占位性病变。

（四）鉴别诊断

1.垂体前叶功能减退症

有相应的原发病病史，垂体激素检测下降，各种兴奋试验示垂体功能减退。

2.原发性慢性肾上腺皮质功能减退症

有全身色素沉着，血ACTH（促肾上腺皮质激素）升高而皮质醇降低。

3.甲状腺功能亢进症

消瘦伴有典型的高代谢症候群，血T_1、T_2升高，TSH下降。

4.引起消瘦的其他疾病

如结核病、消化吸收不良综合征、恶性肿瘤。除有消瘦外，均有原发病表现，如咳嗽、腹泻、低热，结合相应的实验室检查可予鉴别。

二、治疗

（一）一般治疗

给予精神疏导、心理治疗。注意饮食调整，有营养不良者，应予以营养支持治疗。

（二）药物治疗

1.镇静抗抑郁

一般可根据患者的精神兴奋及情绪低沉障碍情况选用镇静剂及抗抑郁药，如地西泮（安定）10 mg，2次/天或睡前口服；或用盐酸氟西汀（百忧解）20 mg，1次/天，晨起口服。

2.建立人工月经周期

女性患者体重恢复后月经仍未恢复者，应建立人工月经周期。可用己烯雌酚每次0.5 g，睡前口服（月经周期第5天开始），以及孕酮10 mg，1次/天，肌内注射（月经周期第20~25天）。

第二节 巨人症和肢端肥大症

巨人症（gigantism）和肢端肥大症（acromegaly）多数系垂体嗜酸性腺瘤或增生所致，占垂体肿瘤的第三位。由于分泌过多生长激素，引起软组织、骨骼及内脏增生及内分泌代谢紊乱。如在骨骺未融合前起病表现为巨人症，发生在青春期后骨骺已融合者，则为肢端肥大症。

一、诊断

(一)诊断要点

(1)具有上述体态异常的特征性表现。

(2)头部 X 线摄片,必要时做 CT 或 MRI 等证实垂体内有占位病变。

(3)存在视力模糊、视野缺损等改变。

(4)血生长激素高于 10 μg/L,不受高血糖抑制,胰岛素样生长因子-1 升高。

(二)病史及体格检查

询问患者有无生长发育速度、身高、体重过快、过高和过重的变化,有无容貌及躯体、四肢改变,鞋、帽、手套的尺码变大,有无头痛、视力模糊、视力下降、辨色障碍。有无恶心、呕吐,有无怕热、多汗、多食、多饮,是否说话吐词不清,有无阻塞性睡眠呼吸暂停现象,有无疲倦、乏力、嗜睡、怕冷等垂体功能减退的表现。有无性功能改变。

1.容貌有特征性变化

头形变长,前额、下颌、眉弓、双颧部及枕部凸出,面貌粗陋,耳、鼻变大,唇肥厚,舌肥大、增厚,多裂纹,舌乳头增生,牙齿稀松,易脱落,上下齿咬合不良。语音低沉,吐词不清。

2.身躯

巨人症身高>190~200 cm。肢端肥大症身高一般正常或稍高,胸腹均大,早期乳房、生殖器可能长大,后期可萎缩。

3.四肢

巨人症手脚长而大,肢端肥大症则手足表现粗、短、宽、厚。

4.皮肤肌肉

全身皮肤粗糙增厚,毛孔粗大,色素沉着,毛发增多,后期毛发脱落;肌肉较发达,或肌肉萎缩。

5.其他表现

部分患者甲状腺弥漫性肿大,部分患者心界扩大,肝、脾可扪及,心率较快,血压升高,后期血压下降,心率减慢,以及视力减退、视野缺损。

(三)辅助检查

1.实验室检查

(1)血糖测定:血糖正常或升高(>7.0 mmol/L),糖耐量试验下降。

(2)内分泌激素测定:生长激素(GH)基础值升高数倍至数十倍,血浆胰岛素样生长因子-1(IGF-1)升高,一般成人 IGF-1 水平超过 333 μg/L 时可确诊。

(3)血浆生长激素葡萄糖抑制试验:正常状态下,口服葡萄糖后生长激素水平 2 小时内通常<1 μg/L,本病生长激素不受抑制,可与体质性巨人、肥厚性皮肤骨膜增生症等鉴别。

(4)促甲状腺激素分泌激素(TRH)兴奋试验:本病患者 2/3 有反应,生长激素升高,高于 50%。

2.特殊检查

(1)头颅正侧位 X 线片可观察到蝶鞍扩大、前后床突破坏。

（2）头颅 CT、MRI 可见垂体内有占位病变。

（3）视力、视野检查本病视力多有减退或视野缺损。

（4）ECG、心脏超声检查本病多有心脏肥大、心肌肥厚的征象。

（四）鉴别诊断

1.体质性巨人症

其特点为身高可达到巨人症标准，但身体各部分发育匀称，体力良好，性发育正常，血生长激素正常，垂体正常。

2.类肢端肥大症

本症有家族性，患者从儿童期开始有面貌改变，体型高大，肢体粗壮，但程度较轻，血生长激素正常，蝶鞍不扩大。

二、治疗

（一）一般治疗

主要是根据患者的症状予以对症治疗。有头痛者，可用阿司匹林 0.3 g，2～4 次/天，口服；有糖尿病者，可用胰岛素或口服降糖药物治疗，如格列吡嗪（美吡达）5～20 mg，分次口服；或用阿卡波糖（拜糖平）50～300 mg，分次进餐时服用。有甲状腺功能亢进者，可用甲巯咪唑 10 mg，2 次/天，口服。有尿崩症者，可用卡马西平 0.2 g，2～3 次/天，口服。后期有垂体功能减退者，应予相应激素替代治疗。

（二）手术治疗

有以下情况，应予以手术治疗：①垂体肿瘤较大引起压迫症状；②视力、视野进行性缺损，有失明危险者；③腺瘤发生出血或囊性变；④放疗后症状加重；⑤有颅内高压者。

（三）放射治疗

放射治疗多用于身体健康情况不适合手术治疗及手术未能将肿瘤切除干净的患者，以防止肿瘤再生长，并降低生长激素的超量分泌。方法有超高压放射治疗、粒子放射治疗、$^{90}\gamma$ 丸植入治疗等。

（四）药物治疗

适用于不能手术或放疗以及复发的患者。临床可用多巴胺激动剂溴隐亭、培高利特、麦角乙胺等。可用溴隐亭 1.25 mg，1 次/天，口服，从小剂量开始，以后每隔 3～7 天增加 1.25～2.5 mg，2 周后显效，常见不良反应为胃肠道反应；或用奥曲肽（Octreotide）100 μg，3 次/天，皮下注射，6 个月见效，可使 IGF-1 降至正常。

第三节　成人垂体前叶功能减退症

成人垂体前叶功能减退症（hypopituitarism）是由于局部和全身因素引起一种或多种垂体前叶促激素缺乏，而引起相应靶腺功能减退的疾病。

一、诊断

(一)诊断要点

(1)病史中有产后大出血、垂体手术、放疗等病史,并有性腺、甲状腺、肾上腺皮质功能减退的症状及体征。

(2)血液测定垂体促激素及靶激素水平下降可确诊,CT 或 MRI 可证实垂体的占位病变。

(二)病史及体格检查

询问有无垂体性腺轴功能减退表现,如性欲减退,阴毛、腋毛脱落,女性月经稀少,闭经,乳房、外生殖器萎缩,男性阳痿,生殖器萎缩。了解有无垂体-甲状腺功能减退表现,如怕冷,少汗,皮肤干燥,水肿,便秘,反应迟钝,嗜睡,木僵状态,甚至昏迷。询问有无垂体-肾上腺皮质功能减退表现,如食欲下降,厌食,乏力,血压偏低,甚至恶心、呕吐等。询问有无垂体肿瘤引起的占位表现,如视力下降,偏盲,失明,视野缺损。注意有无头痛、呕吐等颅内高压的表现。

(1)全身毛发稀少脱落,如眉毛、胡须、阴毛、腋毛均脱落。

(2)女性乳房萎缩,男性外生殖器萎缩。

(3)可有全身水肿,少数患者呈非凹陷性水肿,见有贫血貌,脉搏细弱,皮肤色素浅淡;严重者低血压、意识障碍。

(4)如有颅内高压,则可有视盘水肿、偏盲等。

(三)辅助检查

1.实验室检查

(1)垂体前叶促激素测定 LH、FSH、ACTH、TSH 及 GH、PRL(催乳素)降低。

(2)靶腺激素测定 T(睾酮)、E_2(雌二醇)、T_3、T_4、皮质醇下降,尿游离皮质醇、17-羟类固醇下降。

2.特殊检查

(1)下丘脑释放兴奋试验:静脉注射 TRH 或 LHRH 后,测定相应靶激素,无反应者为垂体病变,呈延迟反应为下丘脑病变。

(2)CT 或 MRI 检查:疑有垂体肿瘤者,可见垂体部位的占位表现。

(四)鉴别诊断

1.原发性甲状腺功能减退症

临床症状与体征两者不易区别,主要依靠血中 TSH 水平来鉴别。原发性甲状腺功能减退症血 TSH 水平升高,垂体性甲状腺功能减退(继发性甲减者)则血 TSH 水平下降。

2.原发性肾上腺皮质功能减退症

本症也可出现全身乏力、血压下降等,但有全身皮肤及黏膜色素沉着加深,除血皮质醇降低外,ACTH 水平增高。

3.慢性消耗性疾病

如恶性肿瘤、结核病、淡漠型甲亢等多具有相应原发病的临床表现,结合体征及实验室检查不难进行鉴别。

二、治疗

(一)一般治疗

患者应避免过度劳累和精神刺激,预防感染;防止垂体危象发生。应嘱患者进食高蛋白、高热量、富有维生素的饮食。患者应按时服药,不能中断用药。

(二)药物治疗

1.糖皮质激素替代疗法

糖皮质激素应优先于甲状腺激素和性激素使用,剂量大小根据病情而定,一般常规用泼尼松每天 7.5 mg,具体用法为:泼尼松 5 mg(上午 8 点)、2.5 mg(下午 4 点),口服。有感染、手术等应激因素者,可用氢化可的松 100～200 mg 加入 5% 葡萄糖注射液 500 mL 中静脉滴注,1 次/天。

2.甲状腺素替代疗法

一般在应用糖皮质激素后使用,应从小剂量开始逐渐加量,常用左旋-T4(优甲乐)50 μg,1 次/天,口服;或用甲状腺素片 20 mg,1 次/天,口服。

3.性激素替代疗法

生育期妇女应建立人工月经周期,恢复性功能,防止骨质疏松,于月经周期第 5 天开始加用雌激素,连续使用 20 天,然后口服或肌内注射黄体酮(孕酮)共 5 天,停药后观察月经来潮情况。可用己烯雌酚每天 0.5～1 mg,睡前口服(共 20 天),此后以黄体酮 10 mg,1 次/天,肌内注射(共 5 天)。男性患者可用雄激素替代治疗,如甲睾酮 10 mg 2 次/天,口服;或用丙酸睾酮 25 mg,2 次/天,肌内注射。

(三)其他治疗

如为肿瘤引起的垂体前叶功能减退,则应采取手术或放射治疗。

第四节　溢乳-闭经综合征

溢乳-闭经综合征(galactorrhea-amenorrhea syndrome)是指在临床上有溢乳与闭经的症状,溢乳、闭经两者常有密切关系,但两者并不完全平行,这是因为溢乳与月经除与血清催乳素(Prolactin,PRL)有关外,还受体内其他内分泌激素的影响及神经精神因素的影响。

一、诊断

(一)诊断要点

(1)有溢乳、闭经,血 PRL 升高,则诊断为溢乳-闭经综合征与高催乳素血症。

(2)有溢乳、闭经而血催乳素正常的,诊断为溢乳-闭经综合征。

(3)有溢乳但无闭经,血催乳素正常的,则应诊断为溢乳征。

（二）病史及体格检查

大多数患者因无意中发现自发性溢乳或挤压乳房后溢乳而就诊,部分妇女可能先开始闭经,后出现溢乳而来院就诊,少部分则以产后持续溢乳和闭经为主诉,因此,需仔细询问患者溢乳和闭经出现的时间先后和乳汁的多少;如为男性患者,则询问有无性欲减退、阳痿等表现。注意询问有无精神不集中、思维和言语迟钝、头晕、视物不清、焦虑、不安、步态不稳等低血糖的症状,有无骨骼疼痛的表现,有无肿瘤引起颅内压升高的表现,如头痛、呕吐、视力减退等症状。

（1）部分患者可有溢乳,挤压乳房会出现少量白色或稀或黏稠乳汁,大多为双侧性,同时应注意双侧乳房有否包块。

（2）部分患者可有全身水肿、皮肤干燥、心率减慢等甲状腺功能减退的体征。

（3）如肿瘤扩展压迫视神经交叉,可有视力减退、视野受损。

（4）如有肿瘤压迫,则可有颅内高压的征象。

（三）辅助检查

1.实验室检查

（1）基础血催乳素测定:本病患者血催乳素升高（正常值:女性平均值 $8\pm4.96\ \mu g/L$,男性平均值 $4.7\pm2.82\ \mu g/L$）。

（2）多巴胺受体阻断剂兴奋试验:口服多潘立酮（吗丁啉）10 mg 后,在 120 分钟内每 15～30 分钟测一次 PRL,与基础值比较,峰值超过基础值 2 倍为可兴奋,试验阴性;≤2 倍者为不能兴奋,试验阳性。本病患者的可兴奋性较差。

（3）多巴胺激动剂抑制试验:溴隐停 2.5 mg 后观察 8 小时,每 2 小时测一次 PRL,用药后各值与基础均值对照,下降 50% 为可以抑制,试验阴性,PRL 瘤患者有时不受多巴胺激动剂抑制。

2.特殊检查

头颅 CT 或 MRI 检查可证实有占位性病变（如垂体微腺瘤）。

（四）鉴别诊断

1.垂体或下丘脑区肿瘤

颅咽管瘤、鞍结节脑膜瘤、异位松果体瘤、第三脑室肿瘤、动脉瘤等的浸润性病变可致血催乳素升高,但与肿瘤大小、肿瘤压迫引起的严重症状不相符,CT 或 MRI 检查可发现这些肿瘤,多数不难鉴别。

2.特发性高催乳素血症

患者血清催乳素轻度升高;可有月经稀少或闭经、溢乳,有间断头痛、无垂体瘤的压迫症状,CT 或 MRI 检查无肿瘤发现,多数不演变为催乳素瘤,但需定期随访观察。

3.乳腺癌

乳腺癌分泌的乳汁与初乳相似,为白色或稀或稠。多为双侧性,但乳腺癌患者大多分泌血性、脓性或其他性质的分泌物,单侧多见。

4.异位 PRL 分泌瘤

肺癌或肾上腺瘤等疾病可分泌 PRL,一般根据其有相应的临床表现及影像学检查,如肺癌患者有咳嗽、咯血等,X 线胸片或 CT 可证实等予以鉴别。

二、治疗

（一）一般治疗

非肿瘤患者如考虑为药物引起，应立即停药观察；对甲状腺功能减退引起者，则给予甲状腺制剂替代，对功能性溢乳者重点在于随访观察。

（二）药物治疗

患者如溢乳量多，伴有闭经和（或）血催乳素水平升高，可用药物治疗。溴隐亭为非激素的半合成的麦角生物碱衍生物，一般以小剂量开始，1.25 mg，1 次/天，睡前口服，每 3～4 天递增1.25～2.5 mg，不良反应可有恶心、呕吐、头昏、直立性低血压等，缺点为停药易复发；或用卡麦角林，每次 0.5～2.0 mg，每周 1～2 次，睡前口服。

（三）手术治疗

多采用经蝶窦选择性垂体瘤切除术，适用于垂体瘤分泌催乳素的患者。

（四）放射治疗

主要采用直线加速器治疗，亦有采用 γ 刀或 X 刀治疗的报道，有疗程短、肿瘤定位准确、对下丘脑及颅脑影响小的优点。

第五节　尿　崩　症

尿崩症（diabetes insipidus）是由于抗利尿激素（ADH）的分泌减少或缺乏而引起的疾病，临床上以多尿、烦渴、多饮、尿比重低、抗利尿激素治疗有效为主要特征。病因可分为特发性及继发性两大类，前者原因不明，后者可因下丘脑-神经垂体的病变引起，如肿瘤、下丘脑垂体部位手术、炎性病变、结核、脑血管病变、颅脑损伤等。

一、诊断

（一）诊断要点

（1）患者有烦渴、多饮、多尿，每天尿量＞5000 mL。

（2）患者化验尿相对密度＜1.006，尿糖阴性，血糖正常。

（3）禁水和禁水加压素试验阳性可明确诊断。

（4）如由下丘脑垂体区域肿瘤（如颅咽管瘤等）、外伤、感染、浸润性病变、血管病变等引起，则为继发性尿崩症。

（5）如有上述的临床表现和体征，禁水-加压素试验，注射加压素后尿量不减少、尿渗透压不升高，则为肾性尿崩症。

（二）病史及体格检查

询问患者有无多尿，本病尿量可每天＞5 L。了解有无烦渴、多饮、喜冷饮等表现，本病的特点是即使限制饮水，一般尿量也增多。注意询问有无皮肤、唇、舌干燥等慢性失水征象，有无汗多、便秘、体重减轻、头痛、头昏、心动过速,久病者甚至神志模糊、日夜不宁,发生失眠、焦虑、易怒等。如为继发性,则可有原发病症状,如颅内肿瘤有偏盲、视野改变,结核病有结核中毒症状。

(1)部分患者有慢性脱水体征,如皮肤、唇、舌干燥,舌红苔厚等。

(2)如为继发性尿崩症,则有相应的体征,如肿瘤、外伤、感染、神经系统的定位体征等。

(三)辅助检查

1.实验室检查

(1)尿液检查:每天尿量>5000 mL,尿相对密度≤1.005,尿常规可正常,尿糖阴性,尿渗透压低于血浆渗透压。

(2)血生化检查:血糖正常,肾功能正常。

(3)血浆渗透压测定:本病血浆渗透压高于正常。

(4)血抗利尿激素测定:本病血抗利尿激素下降。

2.特殊检查

(1)禁水试验:本试验应在严密观察下进行。禁水前测患者体重、血压、尿量与尿比重或渗透压,禁水时间为8~12小时,禁水期间每2小时排尿1次,测尿量、尿比重或渗透压,每小时测体重和血压,如患者排尿较多,体重下降3%~5%或血压明显下降,应立即停止试验,让患者饮水。正常人禁水后尿量明显减少,尿比重超过1.02,尿渗透压超过800 mmol/L,不出现明显失水。本病患者则禁水后尿量仍多,尿比重一般不超过1.01,尿渗透压不超过血浆渗透压。

(2)禁水-加压素试验:患者禁水时间可视患者多尿程度而定,重者数小时即可,轻者需几十小时或更长,当尿渗透压达到高峰平顶,即连续两次尿渗透压之差<30 mmol/L,而继续禁水尿渗透压不再增加时,抽血测血浆渗透压,然后皮下注射加压素5 U,注射后1小时和2小时测尿渗透压,对比注射前后的尿渗透压,正常人尿渗透压一般不升高,仅少数患者可升高,但不超过5%,而本病患者禁水后注射加压素可使尿渗透压进一步升高,较注射前至少增加9%以上。

(3)影像学检查:经颅X线摄片或经CT、MRI有助于病情诊断。部分患者可发现下丘脑或垂体部位的各种占位病变。

(四)鉴别诊断

1.精神性多饮

多起病缓慢,因多饮而多尿,症状时轻时重,伴有其他神经症表现,而真性尿崩症患者,饮水少时尿量也多,禁水试验对鉴别有帮助。

2.妊娠期尿崩症

由于抗利尿激素在妊娠期相对不足而产生多饮、多尿,分娩后2~3周,抗利尿激素恢复正常,症状缓解。

3.肾源性多尿

肾源性多尿为一遗传性疾病,因肾小管对抗利尿激素不敏感引起,故补充抗利尿激素无效。

4.糖尿病

虽有多饮、多尿,但尿比重高,尿糖阳性、血糖高。

二、治疗

（一）一般治疗

注意供给足够水分，避免脱水，适当限制钠盐，禁用吗啡、茶碱和利尿剂。

（二）药物治疗

加压素为鞣酸加压素制剂，每毫升含 20 U，从 0.2～0.3 mL 开始，根据患者每天尿量逐步增加到每次 0.5～0.7 mL，每次肌内注射可维持 3～7 天，最大剂量为每次 1 mL；或用 DDAVP（1-脱氨-8-右旋-精氨酸血管升压素，即去氨加压素，商品名为弥凝），DDAVP 为人工合成类似物，抗利尿作用可维持 12 小时或更久，有口服、肌内注射、喷雾多种剂型，如用 DDAVP 100 μg，2 次/d，口服，或 DDAVP 2 μg，每天 1～2 次，肌内注射，或 DDAVP 250 μg；1 瓶，每天 2 次，喷鼻腔；或用氢氯噻嗪（双氢克尿噻）25 mg，每天 2～3 次，口服，注意每天补充钾盐（10% 枸橼酸钾 10 mL，每天 3 次，口服）；或用卡马西平 0.1 g，每天 3 次，口服。

（三）病因治疗

对由肿瘤引起者，应予以手术治疗或放射治疗；由结核引起者，应行抗结核治疗。

第六节　原发性醛固酮增多症

原发性醛固酮增多症（primary aldosteronism）是一种盐皮质激素（醛固酮）分泌过多所致的综合征，临床主要表现为高血压和低血钾。本病多见于 30～50 岁的成年人，女性多于男性。

一、诊断

（一）诊断要点

（1）临床上患者有血压增高、低血钾、高尿钾征。

（2）实验室检查发现醛固酮与肾素活性比值升高，且不被立位及呋塞米（速尿）兴奋；升高的血醛固酮不被高血钠抑制。

（3）血、尿糖皮质激素测定正常。

特别提示：低血钾可表现为肌无力及周期性瘫痪，低钾引起的代谢性碱中毒，可致肢端麻木和手足搐搦，也可引起肾小管上皮变性，尿浓缩功能下降，导致多饮、烦渴、夜尿增多。在高血压患者筛查原发性醛固酮增多症时发现，血钾正常的原发性醛固酮增多症也很普遍。

（二）病史及体格检查

询问患者有无头昏、头痛、血压升高等表现（本病患者的血压可达 170/100 mmHg 左右），有无夜尿明显增多，有无烦渴、多饮、疲倦、手足麻木、软瘫、肌痉挛等表现。

（1）轻至中度高血压，平均值达 200/120 mmHg。

（2）有肌无力发作时，可出现肌腱反射减弱或消失。

（3）如有肌痉挛，则患者面神经叩击试验阳性。

（三）辅助检查

1.实验室检查

（1）血钾测定：血钾＜3.5 mmol/L。

（2）尿液钾测定：24 小时尿钾增高。血钾＜3.5 mmol/L 时，24 小时尿钾＞40 mmol；血钾＜3.0 mmol/L 时，24 小时尿钾＞25 mmol/L。

（3）血醛固酮与肾素活性比值：本病醛固酮水平升高（正常值：普通饭食，上午 6 时，卧位 238±104 pmol/L，立位 418±245 pmol/L），肾素活性正常或降低，醛固酮与肾素活性比值＞30。

（4）螺内酯试验：本病为阳性。每天螺内酯 320～400 mg（微粒型），分 3～4 次口服，历时 1～2 周，可使本征患者的电解质紊乱得到纠正，血压有不同程度的下降。

（5）卡托普利试验：采血前口服卡托普利 25 mg 之后，醛固酮与肾素比值升高（＞350）。

2.特殊检查

（1）影像学检查：B 超、CT、MRI 放射性碘化胆固醇肾上腺扫描或照相，可发现肾上腺腺瘤或增生。

（2）心电图：低钾时，心电图可见高 U 波、Q-T 间期延长，可有左心室肥厚劳损、心律失常等。

（四）鉴别诊断

1.原发性高血压

有既往史、家族史、营养过剩病史，口服降压药治疗有效，常无电解质紊乱。

2.肾动脉狭窄

腹部可听到血管杂音，肾动脉造影可明确；或 B 超示双肾大小不一等。

3.急进性高血压

病史短，短期内出现高血压合并有眼底、肾功能及心血管并发症。

4.慢性肾盂肾炎

有反复尿频、尿急、尿痛发作史，尿常规及中段尿培养有利于诊断。

5.库欣综合征

有典型的库欣面容，血皮质醇及其代谢物增高，肾素正常或稍高，醛固酮正常。

6.药物引致高血压、低血钾

有相应的原发病及服用相关的药物史，血、尿醛固酮测定正常。

二、治疗

（一）手术治疗

根治性的治疗是手术切除单侧肾上腺肿瘤。经腹腔镜的肾上腺可切除 6 cm 以下的良性肿瘤。手术前应该纠正低血钾和高血压，可给螺内酯（spironolactone）每天 12.5～200 mg，分次口服，可控制血压、纠正低钾血症和碱中毒。手术准备时，推荐治疗 2～6 个月。根据血压、血钾的反应和肾素抑制恢复的程度调整剂量。

（二）药物治疗

除作为术前准备外,醛固酮拮抗剂适用于手术有禁忌证时或过量的醛固酮来源于双侧肾上腺增生或来源不明时。

1.螺内酯

螺内酯(spironolactone)每天 12.5～200 mg,分次口服,可控制血压、纠正低钾血症和碱中毒。

2.阿米洛利

阿米洛利(amiloride)每天 10～20 mg,分次口服。螺内酯长期治疗可能引起男性乳房发育和(或)勃起功能障碍,这时可换用保钾利尿剂阿米洛利治疗。

3.地塞米松

一种少见的家族性原发性醛固酮增多症的变异类型,与双侧醛固酮过量产生有关,可被地塞米松抑制。可使用小剂量地塞米松(0.25～0.5 mg 夜间服用)、螺内酯或阿米洛利进行治疗。

4.其他降压药物治疗

可用钙通道拮抗剂、ACEI 和 ARB 类药物。

参 考 文 献

[1]艾娟,孙建勋.内科学[M].北京:北京大学医学出版社,2019.

[2]陈杰.临床病理诊断与鉴别诊断·内分泌系统疾病[M].北京:人民卫生出版社,2020.

[3]范鹏涛,刘琪,刘亮.临床内科疾病诊断[M].长春:吉林科学技术出版社,2019.

[4]郭述良.呼吸系统疾病[M].北京:人民卫生出版社,2017.

[5]李明华,蓝俊.专科药物治疗健康教育[M].武汉:华中科技大学出版社,2019.

[6]李为民,刘伦旭.呼吸系统疾病基础与临床[M].北京:人民卫生出版社,2017.

[7]林润华.疾病机制模块、消化与营养模块和机体平衡模块 PBL 案例[M].北京:北京大学医学出版社,2020.

[8]林淑华.肾内科常见病诊疗[M].上海:上海交通大学出版社,2020.

[9]刘靖,胡大一.高血压指南与临床试验评价[M].北京:北京大学医学出版社,2020.

[10]刘洋,刘铁英,任国锋.临床医学概论[M].武汉:华中科技大学出版社,2019.

[11]毛怀玉.实用急诊内科学进展[M].上海:上海交通大学出版社,2020.

[12]秦毅.临床内科危重病监护与技术[M].长春:吉林科学技术出版社,2018.

[13]王卉,彭建明.正常人体功能[M].北京:人民卫生出版社,2020.

[14]魏晴,郑山根.现代临床输血指南[M].武汉:华中科技大学出版社,2019.

[15]闫金辉,李祖祥.内科学[M].北京:人民卫生出版社,2019.

[16]杨汀.图说呼吸康复[M].北京:人民卫生出版社,2019.

[17]于春华.神经内科常见病诊疗[M].上海:上海交通大学出版社,2020.

[18]原丽莉,朱娜.新编消化内科住院医师问答[M].武汉:华中科技大学出版社,2017.

[19]岳亮,于群.实用临床内科疾病诊疗学[M].长春:吉林科学技术出版社,2019.

[20]赵小刚,王立祥.临床技能操作实用教程[M].北京:北京大学医学出版社,2022.